AF610321

LEÇONS PRATIQUES DE DISSECTION

LEÇONS PRATIQUES

DE

DISSECTION

A L'USAGE DES ÉTUDIANTS EN MÉDECINE

PAR LE

Dr FÉLIX BAUDOUIN

Chef de Clinique médicale à l'École de Médecine de Tours
Médecin adjoint, chargé du Service de Médecine des Enfants, à l'Hospice Général de Tours

PRÉFACE

PAR

P. POIRIER

Professeur d'Anatomie à la Faculté de Médecine de Paris
Chirurgien des Hôpitaux

AVEC 18 PHOTOGRAVURES ET SCHÉMAS CORRESPONDANTS

PARIS
A. MALOINE, ÉDITEUR
25-27, RUE DE L'ÉCOLE-DE-MÉDECINE, 25-27

1905

PRÉFACE

Après avoir regardé et étudié les photographies de préparations anatomiques exécutées par le docteur Baudouin, j'ai approuvé l'idée de les réunir en une sorte de petit livre ou plutôt d'album destiné aux débutants dans l'étude pratique de l'anatomie.

A voir ces planches qui reproduisent avec la fidélité de l'objectif les dissections des principales régions du corps, des régions utiles surtout, on se croit en présence de préparations anatomiques exécutées par une main habile : tout est en sa place, sous son aspect normal, avec sa valeur propre.

Je vois leur utilité à l'amphithéâtre de dissection où elles serviront de guide à l'élève pour la préparation d'une région ; je la vois mieux encore lorsque l'élève, entré chez lui, refait avec l'aide d'un livre le travail de la journée, pour le mieux fixer en sa mémoire : il a toujours sa préparation sous les yeux.

L'auteur a cru nécessaire d'accompagner chaque planche d'un schéma où les détails sont détachés et mis en relief. L'idée est heureuse, car la *lecture* d'une préparation anatomique complète n'est point toujours facile pour un débutant.

Dans les traités d'anatomie à la mode, les auteurs ont cherché à forcer l'attention et la mémoire de l'élève par des dessins plus ou moins grossièrement enluminés ; or, les artères ne sont pas rouges, les veines ne sont pas bleues, les nerfs ne sont pas jaunes, les dents ne sont pas bleues ! !... Bien que j'aie dans une certaine mesure cédé à l'entraînement général, je suis obligé de reconnaître que l'on est allé beaucoup trop loin dans cette voie. A l'heure actuelle, ce tatouage des éléments anatomiques m'apparaît comme une œuvre détestable, anti-scientifique et de nature à égarer l'élève plutôt qu'à l'éclairer.

J'ai écrit, il y a seize ans, en tête d'un *Traité d'anatomie chirurgicale*, dont je continuerai la publication aux premiers loisirs : « Il n'est pas bon de montrer les choses autrement qu'elles sont dans la réalité. » C'est pourquoi je loue le docteur Baudouin de nous donner, dans une série de planches, des représentations fidèles de l'anatomie humaine.

Paul POIRIER.

PRÉFACE DE L'AUTEUR

La photographie, employée maintenant d'une façon courante en pathologie, semble avoir jusqu'ici épouvanté les anatomistes ; en tout cas, elle a été injustement dédaignée.

La faute en est peut-être aux difficultés d'exécution. Il est certain qu'elles sont nombreuses et nous comprenons, mieux que personne, qu'elles aient pu souvent rebuter.

En tout cas, la tentative nous a paru suffisamment intéressante pour nous inciter à la réaliser.

L'étudiant a maintenant pour faire ses études d'anatomie descriptive des traités fort remarquables, dont la tendance générale est de faire des figures extrêmement claires pour traduire des choses extrêmement complexes. Dans cette recherche trop absolue chez certains, on a fini par perdre complètement de vue la nature et l'on s'est plu à établir des représentations figurées, obligeant l'élève à faire un travail cérébral intense pour chercher une ressemblance qui est loin de s'imposer au premier abord.

Nous préférons, quant à nous, les traités descriptifs où la recherche de la clarté s'est alliée avec le souci du réel, où l'on rencontre, par exemple, des arcades palmaires semblables à celles qui se dissèquent sur le cadavre et qui ne cherchent pas seulement à reproduire l'innocente simplicité d'une flûte de Pan.

Nous avons voulu faire pour la dissection ce qu'on a commencé à faire pour l'anatomie descriptive, c'est-à-dire des figures réelles, claires et lisibles.

Nous nous sommes adressé dans ce but à la photographie.

En effet, nos rares traités de dissection, en reproduisant par le dessin les différentes régions, n'ont obtenu que des résultats relatifs. Les figures, en général mal dessinées, manquent de relief : ces petits ouvrages n'ayant pas l'envergure des grands traités, ne peuvent faire les frais de dessins bien poussés mais coûteux, et sont réduits à faire à la plume des figures mi-schématiques, mi-réelles, qui constituent trop souvent pour l'élève un rébus dont il se rebute vite de trouver la solution.

Nous avons pensé que la photographie permettrait d'avoir à peu de frais des images naturelles, et, si j'ose employer l'euphémisme, « vécues ». Il ne s'agissait que d'obtenir des épreuves faciles à lire ; nous avons pu résoudre une grande partie des nombreuses difficultés d'une telle œuvre, grâce au concours dévoué d'un photographe tourangeau, M. Duguay-Géran, dont la patience et l'habileté professionnelles ne nous ont jamais manqué, depuis bientôt deux ans que nous travaillons ensemble.

Ce n'est qu'après une période trop longue d'insuccès, que nous sommes parvenus à établir un procédé qui ne donne pas encore la perfection, mais qui, néanmoins, nous fournit des épreuves satisfaisantes que nous livrons à la critique impartiale.

Nous commençons aujourd'hui la publication des *Leçons pratiques de dissection* : ce premier volume sera suivi d'un ou plusieurs autres destinés à le compléter.

Nous avons cru bien faire en simplifiant la tâche aux débutants, car c'est à eux seuls que nous nous adressons. Nous avons donné des dissections de nerfs, d'artères et non pas de régions.

Nous sommes nettement d'avis que l'élève doit commencer par des dissections simples pour arriver graduellement à de plus complexes, et qu'avant de préparer un ensemble, il lui faut en préparer tout d'abord les divers éléments.

De même qu'un ébéniste devra apprendre au début à raboter des planches, puis à les assembler et enfin à composer des meubles, de même l'étudiant disséquera d'abord les nerfs, puis les artères, et plus tard parviendra facilement à disséquer la région en respectant tous les éléments.

Ce que veut l'étudiant, c'est tout simplement apprendre d'une façon intelligente et pratique son anatomie descriptive, et pour cela, la dissection analytique est bien préférable à la dissection topographique, exigeant des connaissances spéciales déjà acquises, et qui, à notre avis, doit rester le complément et la conséquence d'études descriptives préalables.

Nous avons fait une œuvre sincère et modeste ; nous avons cherché avant tout le côté pratique ; si nous avons pu faciliter ainsi la tâche du débutant à l'amphithéâtre, nous nous estimerons très largement payé de nos efforts.

LEÇONS PRATIQUES DE DISSECTION

GÉNÉRALITÉS

Instruments

Chaque étudiant possèdera une trousse composée de :

Six scalpels variés ;

Une paire de ciseaux droits ordinaires ;

Une paire de ciseaux droits fins;

Une pince dite « à disséquer » ;

Une sonde cannelée ;

Une érigne à chaîne ;

Une petite pierre spéciale pour aiguiser les bistouris.

L'élève trouvera à l'amphithéâtre :

Une rugine pour les os dans la préparation des articulations ;

Des tubes à insufflation pour les capsules articulaires et les bourses séreuses ;

Une scie à main ;

Une pince dite ostéotome ;

Des seringues et canules pour les injections d'artères, de synoviales et de bourses séreuses.

PLAIES D'AMPHITHÉATRE. — Il est bon de rappeler aux étudiants qu'ils doivent toujours traiter soigneusement les plaies (piqûres ou coupures) qu'ils peuvent se faire en disséquant.

L'usage, presque général aujourd'hui, des injections conservatrices pour les cadavres, rend ces plaies beaucoup moins dangereuses. Néanmoins, il faut toujours les panser méthodiquement.

Il faudra faire saigner la plaie sous le robinet d'eau, puis, après un savonnage à la brosse fait avec beaucoup de soin, cautériser la plaie à la teinture d'iode.

On couvrira la plaie avec un petit morceau de taffetas gommé recouvert de collodion.

L'élève pourra encore protéger utilement son doigt, quand il y aura lieu, par l'usage d'un doigtier en caoutchouc.

Si la plaie s'enflamme, pratiquer de fines cautérisations ponctuées avec l'aiguille du thermocautère et maintenir un pansement humide.

INJECTIONS CONSERVATRICES. — Ce sont des liquides contenant différentes substances chimiques, qu'on injecte dans le système artériel pour imbiber les tissus et s'opposer à la fermentation.

Les solutions qu'on peut employer sont nombreuses et de prix variés.

Nous n'en indiquerons que deux, qui se recommandent par leur bon marché, leur efficacité et leur absence de mauvaise odeur. Nous les avons employées et nous en avons été satisfait à ces divers points de vue.

1° Liquide de Le Prieur :

Acide phénique liquide . . .	125 grammes.
Acide arsénieux	100 —
Glycérine industrielle . . .	500 —
Acétate de soude	500 —
Eau	3.750 —

2° Liquide de Wickersheimer :

Dans 3 litres eau bouillante faire dissoudre :

Alun.	100 grammes.
Sel de cuisine	25 —
Salpêtre	12 —
Potasse.	60 —
Acide arsénieux.	10 —

Laisser refroidir et filtrer.

Ajouter :

Glycérine	1.400 grammes.
Alcool méthylique.	400 —.

Les cinq litres de chacune de ces solutions (quantité nécessaire pour injecter un cadavre entier) coûtent 2 fr. 50 à 3 francs.

L'injection conservatrice sera pratiquée le plus tôt possible après la mort, c'est-à-dire vingt-quatre à trente-six heures environ.

On met le liquide dans un vase d'une contenance d'au moins 5 litres ; on place le vase à 2 mètres de hauteur environ. A la partie inférieure du vase se trouve un robinet auquel fait suite un tube de caoutchouc pourvu d'une canule.

En principe, il est préférable de faire cette injection

par l'aorte : mais la technique en est difficile et longue. Dans la pratique, on arrive aussi bien en pratiquant simplement une petite incision au niveau de la carotide primitive en faisant le minimum de dégâts. On enfile la canule dans le vaisseau en dirigeant l'embouchure de haut en bas après l'avoir amorcée. Pour cela, on ouvre le robinet et, aussitôt après la sortie du premier jet, on ferme le robinet. Le tuyau et la canule restent pleins de liquide : on n'a pas à craindre l'introduction de l'air. On termine en faisant une ligature solide. On ouvre alors le robinet.

Le liquide passe dans les vaisseaux : l'abdomen se tuméfie, les membres se gonflent légèrement, les artères superficielles font une saillie appréciable.

Quand le liquide s'écoule par le nez, l'injection est terminée. On retire la canule après avoir lié la carotide audessous et au-dessus.

L'opération a duré trois quarts d'heure à une heure environ.

Injections replétives. — Il sera bon, pour faire plus facilement et plus utilement l'étude des artères, de les injecter au préalable avec une matière solidifiable.

Voici la composition d'une matière à injection :

Suif.	420	grammes.
Cire jaune.	300	—
Térébenthine	20	—

Pour les artères, on colorera cette masse en rouge avec

Vermillon. . . . . 100 grammes.

Pour les veines, on colorera en bleu avec :

Bleu de Prusse. . . . . . . 75 grammes.

Pour préparer cette masse, vous ferez fondre dans une casserole, au bain-marie, le suif et la cire en n'ajoutant la térébenthine que lorsque la fusion sera complète.

La matière colorante sera broyée avec de l'essence de térébenthine, puis mélangée avec une petite quantité de matière fondue, qu'on ajoutera peu à peu et en remuant toujours au reste de la matière en fusion.

PREMIÈRE LEÇON

CAROTIDE EXTERNE

RÉSUMÉ

La carotide externe émet :
Six branches collatérales :
- Trois antérieures :
  - Thyroïdienne supérieure ;
  - Linguale ;
  - Faciale.
- Deux postérieures :
  - Occipitale ;
  - Auriculaire postérieure.
- Une interne :
  - Pharyngienne inférieure.

Deux branches terminales :
- Temporale superficielle ;
- Maxillaire interne.

Dissection.

Position du sujet. — Le cadavre étant couché sur le dos, on lui passera un billot sous le cou en tournant for-

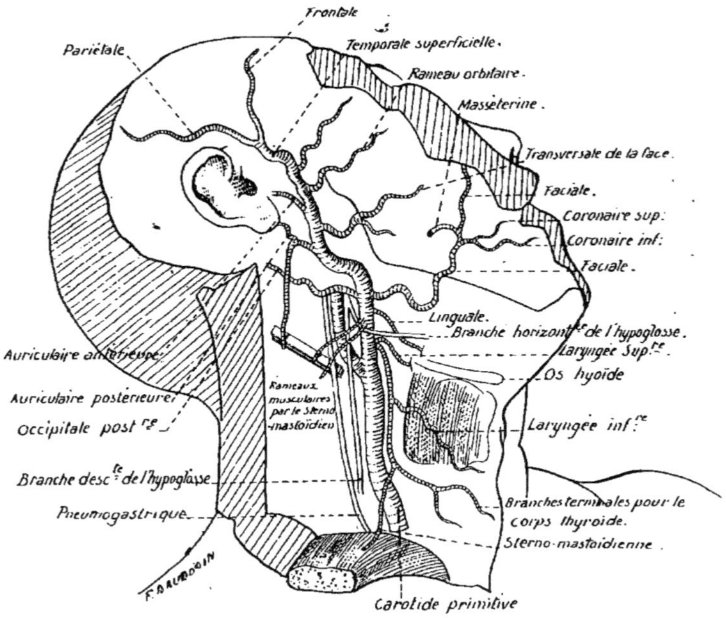
Frontale
Pariétale
Temporale superficielle.
Rameau orbitaire.
Massétérine.
Transversale de la face.
Faciale.
Coronaire sup.
Coronaire inf.
Faciale.
Linguale.
Branche horizont.le de l'hypoglosse.
Laryngée Sup.re
Os hyoïde
Laryngée inf.re
Branches terminales pour le corps thyroïde.
Sterno-mastoïdienne.
Carotide primitive
Auriculaire antérieure.
Auriculaire postérieure.
Occipitale post.re
Branche desc.te de l'hypoglosse
Pneumogastrique
Rameaux musculaires par le Sterno-mastoïdien
F. BAUDOIN

Schéma 1.

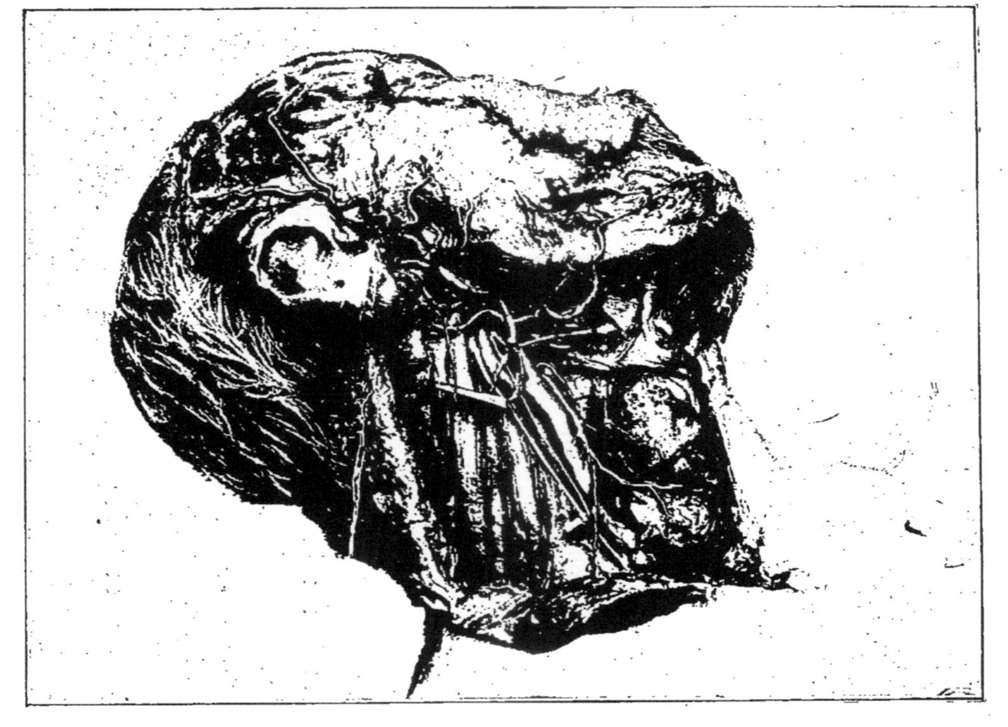

Fig. 1. — Carotide externe.

tement la face du côté opposé à celui que l'on veut disséquer. Dans cette position, la région carotidienne se découvre largement.

Première incision transversale, partant de la fourchette du sternum et longeant la partie supérieure de la clavicule jusqu'à son tiers externe.

Deuxième incision transversale, partant de la symphyse du menton et suivant le bord inférieur du maxillaire, passant derrière le pavillon de l'oreille et se terminant à la partie supérieure de la région occipitale.

Troisième incision verticale, partant de l'extrémité interne de la clavicule,passant par l'angle du maxillaire, cheminant au-devant de l'oreille et se terminant au sommet du crâne.

Quatrième incision, allant du tragus à la racine du nez.

*
* *

Disséquez la peau avec le muscle peaucier qui la tapisse et réclinez le tout sur les parties latérales.

Vous découvrez facilement le muscle sterno-cléido-mastoïdien qui recouvre la veine jugulaire interne et l'artère carotide primitive, en arrière desquelles vous apercevez un tronc nerveux important, le nerf pneumogastrique.

Vous suivez de bas en haut, avec le bistouri, le tronc de la carotide primitive jusqu'à sa bifurcation en deux branches, la carotide interne et la carotide externe. Nous nous occuperons simplement de cette dernière.

Toujours en suivant de bas en haut, vous rencontrez en avant et presque au niveau de la bifurcation la première branche, la thyroïdienne supérieure, que vous suivez. Vous disséquez la branche qu'elle envoie au sterno-cléido-mastoïdien ; une autre, la laryngée supérieure, qui perfore la membrane thyro-hyoïdienne pour se distribuer au larynx ; une dernière très grêle qui s'anastomose au niveau de la membrane crico-thyroïdienne avec la branche semblable venue du côté opposé.

Arrivée au corps thyroïde, l'artère s'y termine par trois branches, interne, externe et postérieure.

Pour étudier les rameaux intra-laryngés, il faudra pratiquer sur la tête et le cou une section suivant le plan antéro-postérieur.

Suivez la 2e branche ou linguale au-dessous des muscles digastrique et stylo-hyoïdien et vous noterez avec soin son passage entre le constricteur moyen du pharynx en dedans et l'hyo-glosse en dehors.

Pour atteindre ses branches terminales, ouvrez largement la bouche du sujet en maintenant l'écartement au moyen de coins introduits entre les maxillaires. La pointe de la langue sera érignée en haut et une dissection superficielle fera découvrir facilement l'artère ranine en haut et l'artère sublinguale en bas.

On rencontrera la 3e branche ou faciale un peu au-dessus de la précédente ; elle passe au-dessus ou à travers la glande sous-maxillaire. A noter, ses rapports avec le bord antérieur du muscle masséter, son anastomose avec l'artère buccale au niveau du buccinateur et son anastomose avec l'ophtalmique au niveau de l'angle interne de l'œil.

Vous trouverez la 4e branche ou occipitale en arrière et au niveau de la faciale. Vous noterez avec soin son

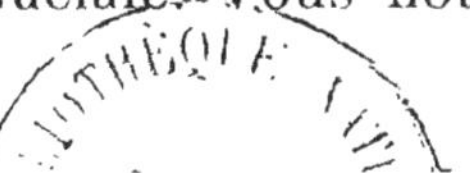

passage derrière l'apophyse mastoïde sous le muscle splénius : c'est l'endroit où l'on fait sa ligature.

La 5e branche, ou auriculaire postérieure qui naît rarement par un tronc commun avec la précédente, se dégage à peu de distance au-dessus ; vous devrez la dégager de la glande parotide qu'elle traverse à sa partie inférieure. A la partie inférieure de l'apophyse mastoïde, vous rechercherez avec soin le rameau stylo-mastoïdien qu'elle envoie dans le canal de Fallope où il pénètre en compagnie du nerf facial. Ce rameau se distribue à la caisse du tympan, aux cavités mastoïdiennes et aux canaux semi-circulaires.

Vous trouverez la 6e branche ou pharyngienne inférieure à la partie interne de la carotide, au niveau de la linguale : vous la suivrez entre le pharynx et la carotide interne jusqu'à la base du crâne.

La 1re des branches terminales, la temporale superficielle, est d'une dissection très facile.

Il n'en est pas de même de la seconde ou artère maxillaire interne : la technique en est assez difficile, elle a été magistralement décrite par Sappey, nous ne saurions mieux faire que de la reproduire :

1° Inciser le cuir chevelu sur la ligne médiane depuis la racine du nez jusqu'à la protubérance occipitale ; disséquer les téguments de haut en bas et les rabattre latéralement ; 2° enlever la peau et le tissu cellulaire souscutané de la face, ainsi que la glande parotide, et mettre à nu le masséter ; 3° diviser l'aponévrose temporale sur toute sa circonférence, couper ensuite les insertions supérieures du crotaphyte le plus près possible des os du crâne, puis renverser le muscle et les artères qui s'y distribuent sur l'apophyse zygomatique ; 4° briser horizontalement le crâne, immédiatement au-dessus des arcades zygomatiques, à l'aide d'un marteau, en frappant avec ménagement, et détacher la voûte cranienne ; 5° inciser d'avant en arrière la dure-mère de chaque côté du plan médian, rabattre ses deux moitiés sur les parties latérales de la tête ; 6° ouvrir à l'aide d'un ciseau étroit le conduit dentaire inférieur en remontant du trou mentonnier vers le masséter afin de découvrir l'artère qui le traverse et les rameaux qu'elle envoie dans les racines des dents ; 7° couper par deux traits de scie l'arcade zygomatique, détacher le masséter à son insertion inférieure, renverser de haut en bas l'arcade et le muscle, en usant de prudence afin de ne pas tirailler l'artère massétérine qui passe au-dessus de l'échancrure sigmoïde et suivre cette artère ; 8° diviser à sa base l'apophyse coronoïde et la branche de la mâchoire immédiatement au-dessus de son angle, en évitant de déchirer l'artère dentaire inférieure ; désarticuler ensuite le condyle en laissant le fibro-cartilage adhérer à la cavité glénoïde et enlever la branche du maxillaire ; 9° agrandir le trou sphéno-épineux à l'aide d'une gouge et d'un maillet, puis retrancher à l'aide de deux traits de scie qui convergeront vers ce trou, en suivant l'un une direction transversale et l'autre une direction antéro-postérieure, toute la grande aile du sphénoïde et la partie correspondante de la portion écailleuse du temporal ; 10° briser la voûte de l'orbite, couper l'arcade orbitaire par deux traits de scie, et faire disparaître la paroi externe de cette cavité avec la gouge et le maillet ; 11° scier la mâchoire inférieure dans sa partie moyenne ; 12° diviser la base du crâne et toute la face sur le plan médian, de haut en bas, en laissant la cloison des fosses nasales du côté de la préparation ; on enlèvera ensuite cette cloison avec un fort scalpel, et l'on mettra à nu la muqueuse qui la revêt du côté opposé, ce qui permettra d'étudier la branche interne de l'artère sphéno-palatine. Cette branche étant connue, on divise la muqueuse de la cloison dans sa partie inférieure, et l'on procède à la recherche de la branche externe de la même artère ; 13° suivre le tronc de la maxillaire interne et toutes les branches qui en partent ; pour mettre ces branches à nu, il est nécessaire d'enlever le ptérygoïdien externe dans sa presque totalité ; 14° enfin, découvrir les artères qui traversent des canaux osseux en sculptant les os à l'aide d'un ciseau et d'un maillet ; le ciseau doit être étroit et bien trempé.

Cette préparation exige quelques connaissances préalables, un peu d'adresse, beaucoup de zèle et de patience.

DEUXIÈME LEÇON

ARTÈRES ET NERFS DE LA RÉGION ANTÉRIEURE DE L'AVANT-BRAS

RÉSUMÉ

L'artère cubitale émet :

Branches collatérales :

- Tronc des récurrentes se divisant en récurrente cubitale antérieure et récurrente cubitale postérieure ;
- Tronc des interosseuses, se divisant en interosseuse antérieure et interosseuse postérieure ;
- Rameaux musculaires ;
- Cubito-dorsale ;
- Transverse antérieure du carpe ;
- Cubito-palmaire.

Une branche terminale qui entre dans la constitution de l'arcade palmaire superficielle.

L'artère radiale émet :

Branches collatérales :

- Récurrente radiale antérieure ;
- Rameaux musculaires ;
- Transverse antérieure du carpe ;
- Radio-palmaire ;

Dorsale du pouce ;
Dorsale du carpe ;
Interosseuse du premier espace.

Une branche terminale qui entre dans la constitution de l'arcade palmaire profonde.

Le nerf médian émet :

Branches collatérales :

Rameaux articulaires ;
Nerf supérieur du rond pronateur ;
Rameaux musculaires pour
— le grand palmaire ;
— le petit palmaire ;
— le fléchisseur superficiel des doigts ;
— le fléchisseur propre du pouce ;
— les deux faisceaux externes du fléchisseur commun profond des doigts ;
Nerf interosseux ;
Nerf cutané palmaire.

Le nerf cubital émet :

Branches collatérales :

Rameaux articulaires ;
Rameaux musculaires pour le cubital antérieur ;
— les deux faisceaux internes du fléchisseur commun profond des doigts ;

Rameau anastomotique pour le brachial cutané interne ;

Nerf cutané dorsal qui forme le 9ᵉ et le 10ᵉ collatéral dorsal de la main et qui donne la sensibilité à la moitié interne de cette région dorsale.

Le nerf radial émet :

Branches collatérales :

Rameau cutané interne pour la peau de la région postéro-interne du bras ;

Nerfs du triceps et de l'anconé ;

Rameau cutané externe pour la peau de la région postérieure de l'avant-bras ;

Rameau du brachial antérieur ;

Rameau du long supinateur ;

Rameau du premier radial externe.

Deux branches terminales :

1° Branche postérieure donne :

Rameau du 2ᵉ radial externe ;

Rameau du court supinateur ;

Rameau pour tous les muscles de la région postérieure de l'avant-bras excepté l'anconé ;

Rameaux articulaires ;

Rameau pour le court abducteur du pouce.

2° Branche antérieure donne :

Rameaux carpiens et métacarpiens ;

1ᵉʳ et 2ᵉ collatéraux dorsaux.

Dissection.

POSITION DU SUJET. — Le bras sera mis dans l'abduction et fixé, si possible, sur une planche de bois, la main dans l'attitude de la supination.

Première incision verticale, partant de la partie

Brachial antérieur
Nerf radial
Sa branche term: ant
Sa branche term: post
Recurrente radiale ant:
Rameaux muscul
Long Supinateur
Rameau p^r le Rond pro
Rameaux muscul
Artère Radiale
Rond pronateur
Flechisseur propre du pouce
Median
Collaterale interne inférieure
Humerale.
Anastomose entre la collat: int: infér: et la recurr: cubitale ant:
Recurrente cubitale post
Tronc des recurr. post & ant:
Interosseuse post:
Rameaux musculaires
Interosseuse ant:
Nerf cubital
fléchisseur commun profond des doigts.
Interosseuse anter. dans son trajet sous le flechisseur prof:
Nerf cubital
Median
Artère Cubitale

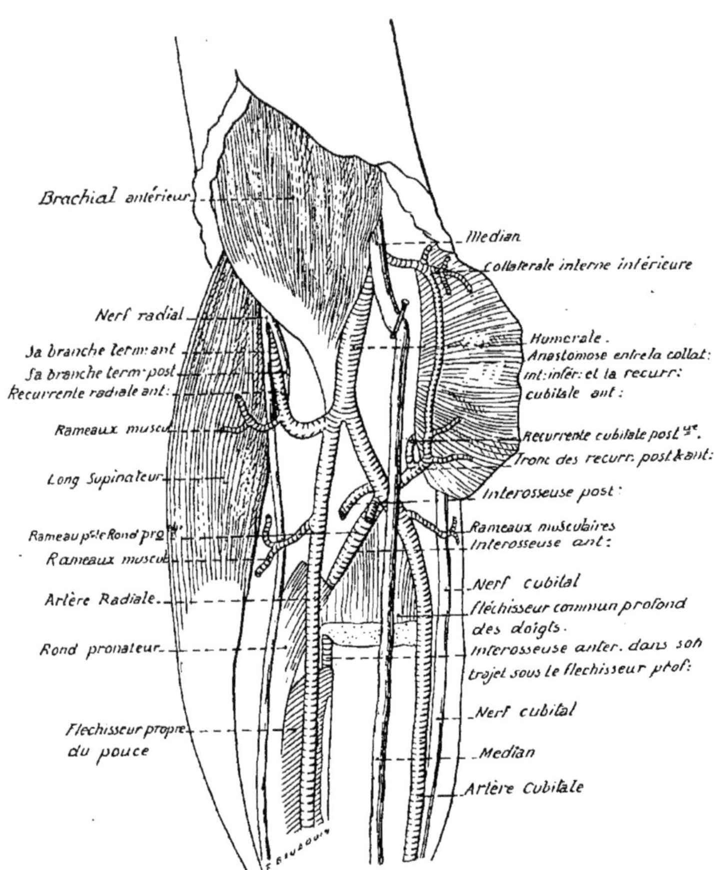

Schéma 2.

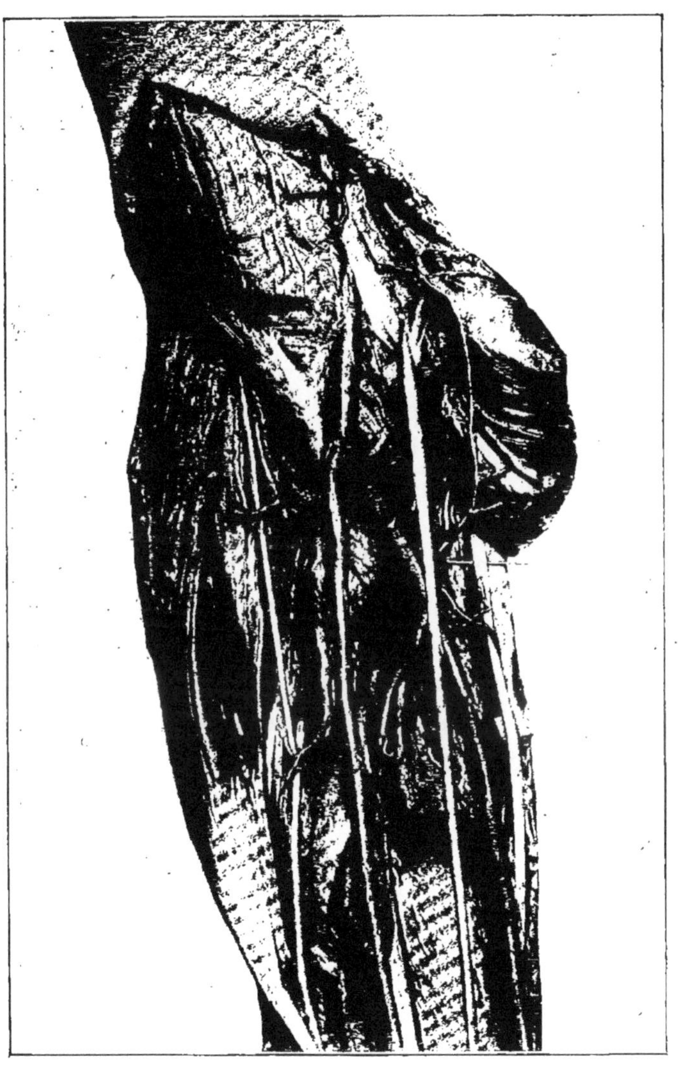

FIG. 2. — Artères et nerfs du pli du coude.

moyenne et médiane du bras, passant par le milieu du pli du coude et se terminant au poignet ;

Deuxième incision transversale, allant de l'épicondyle à l'épitrochlée ;

Troisième incision transversale, suivant le pli de flexion du poignet.

* * *

On disséquera la terminaison de l'humérale et on notera avec soin ses rapports au coude :

En avant avec l'expansion aponévrotique du biceps ;

En arrière avec le brachial antérieur ;

En dedans avec le faisceau coronoïdien du rond pronateur ;

En dehors avec le tendon du biceps.

On disséquera en même temps le nerf médian, qui, situé d'abord à la partie externe de l'humérale, passe en avant d'elle, puis en dedans, formant un X avec ce vaisseau. On verra le faisceau coronoïdien du rond pronateur s'échapper de la base du triangle formé par le médian et l'humérale.

* * *

Pour préparer la cubitale, vous la chercherez profondément au-dessous du rond pronateur, du grand palmaire, du petit palmaire et du fléchisseur superficiel des doigts : vous suivrez l'artère de haut en bas, vous rencontrerez d'abord en dedans le tronc des récurrentes cubitales et vous disséquerez avec soin l'anastomose de la récurrente cubitale antérieure avec la collatérale interne inférieure, branche de l'humérale.

Vous trouverez ensuite en dehors, au niveau du tronc précédent, le tronc des interosseuses et vous rechercherez le rameau grêle, branche de l'interosseuse antérieure qui accompagne le médian jusqu'au poignet.

A noter d'une façon générale les rapports de l'artère cubitale avec le nerf du même nom. Primitivement séparés par tout l'espace compris entre le pli du coude et la gouttière épitrochléo-olécranienne, le nerf descend verticalement, mais l'artère chemine obliquement de haut en bas et de dehors en dedans atteignant le nerf vers la partie moyenne et interne de l'avant-bras pour ne plus le quitter.

*
* *

Vous trouverez la radiale beaucoup plus superficielle, cheminant d'abord sous le bord interne du long supinateur, pour devenir, dans la partie inférieure de l'avant-bras, tout à fait superficielle, cheminant dans ce que Poirier a appelé *la gouttière du pouls*.

Peu après sa naissance, vous rencontrerez sur sa partie externe la récurrente radiale antérieure, oblique en haut et en dehors, qui, s'engageant entre le long supinateur et le brachial antérieur, s'anastomose avec la branche antérieure de la collatérale externe, branche de l'humérale.

*
* *

Le nerf cubital, issu de la branche interne du médian, chemine de haut en bas à la partie interne du bras, passe

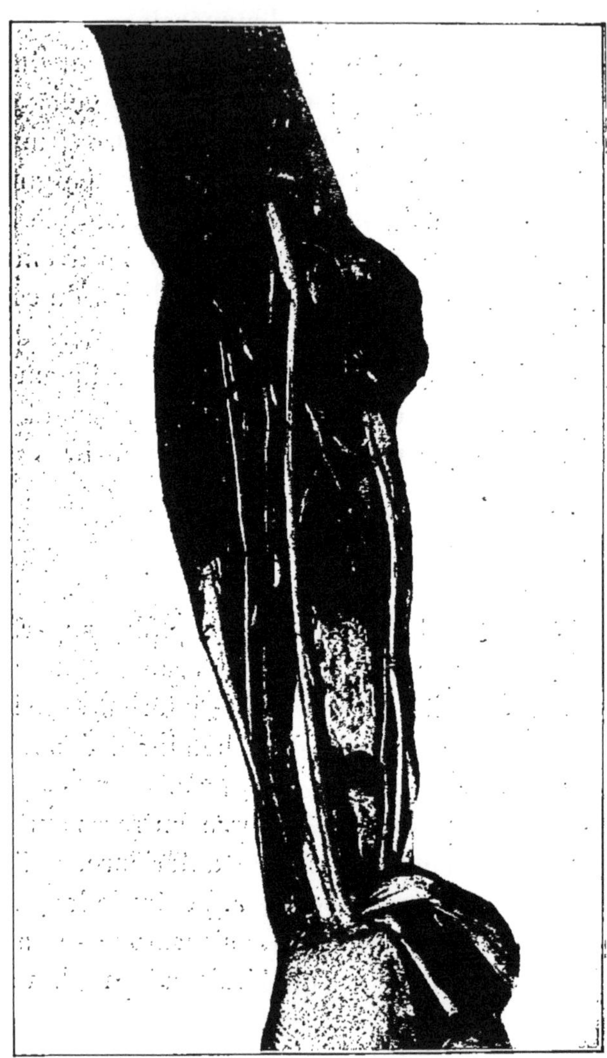

Fig. 3. — Artères et nerfs de l'avant-bras (vue de face).

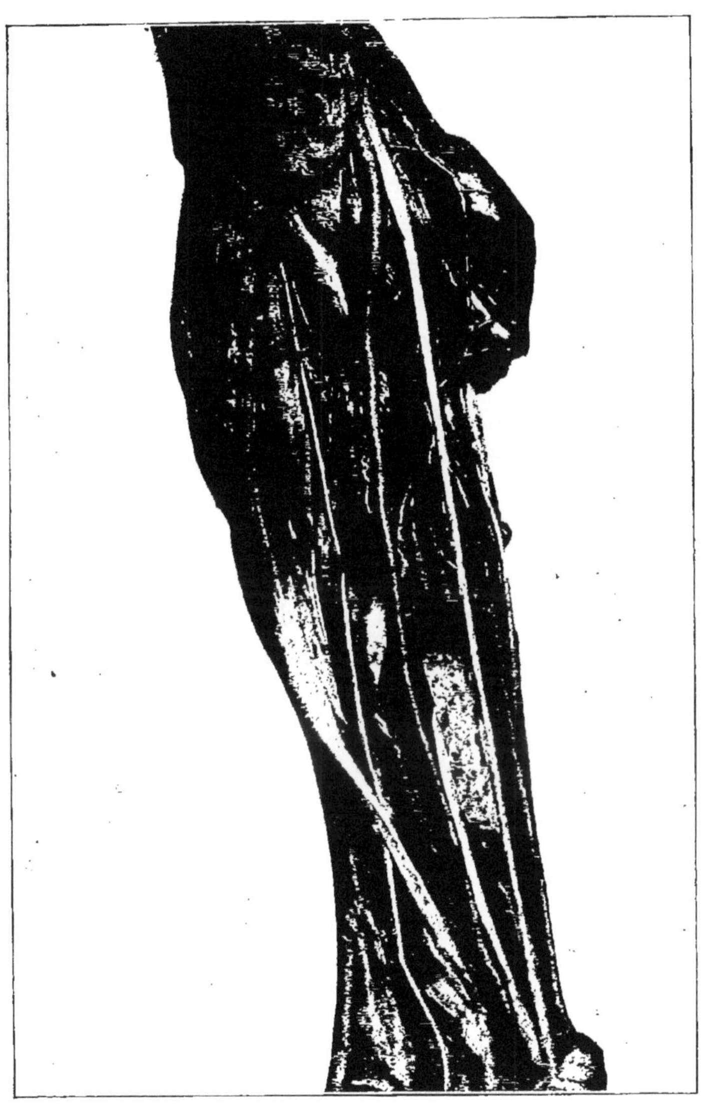

Fig. 4. — Artères et nerfs de l'avant-bras (vue de côté).

en arrière de l'épitrochlée, revient en avant sous les fibres d'origine du muscle cubital antérieur, descend le long du bord interne de l'avant-bras entre le fléchisseur profond et le cubital antérieur. Au niveau du tiers moyen, l'artère cubitale s'accole à sa partie externe; le cubital, à la partie inférieure de l'avant-bras, se bifurque en une branche postérieure cutanée et une branche antérieure, qui, passant en dehors du pisiforme, se divise au-dessous en deux branches terminales.

Le cubital ne donne aucune collatérale au niveau du bras.

A l'avant-bras, il donne des filets articulaires très grêles, des rameaux au cubital antérieur et aux deux faisceaux internes du fléchisseur profond.

Rechercher, à deux ou trois travers de doigt au-dessus de l'interligne articulaire, la branche dorsale qui va se distribuer à la peau de la face dorsale de la main, fournissant les collatéraux dorsaux du petit doigt, de l'annulaire et le collatéral interne du médius.

* * *

Le nerf médian ne donne pas de rameaux collatéraux dans son trajet brachial. Suivre le tronc de haut en bas.

Arrivé au niveau de l'épitrochlée, le médian s'engage entre le faisceau épitrochléen et le faisceau coronoïdien du rond pronateur : reconnaître le filet qui va au rond pronateur ; inciser transversalement, à 5 centimètres environ au-dessous de l'épitrochlée, le rond pronateur, le grand et le petit palmaire, les érigner en dehors comme dans la figure ci-contre et disséquer avec soin les filets que le médian envoie à chacun de ces muscles. Vous verrez le médian passer au-devant de l'artère cubitale, perforer les insertions supérieures du fléchisseur commun superficiel et s'engager sous ce muscle : disséquer les filets nerveux que lui envoie le médian.

Rechercher, un peu au-dessous de la partie moyenne de l'avant-bras, les filets postérieurs qui vont au fléchisseur propre du pouce et aux deux chefs externes du fléchisseur profond.

A la partie supérieure de l'avant-bras le médian envoie un filet nerveux important, le nerf interosseux, qui se dirige en bas et profondément pour disparaître entre le fléchisseur propre du pouce et le fléchisseur profond. Érignez en dehors et en dedans ces deux muscles et entraînez en même temps le nerf médian lui-même ; vous pourrez suivre ce filet postérieur et profond, qui chemine sur la face antérieure de la membrane interosseuse et vient se terminer sous le carré pronateur qu'il innerve ainsi que l'articulation radio-carpienne. Un peu au-dessus de la partie moyenne de l'avant-bras, vous trouverez une artère qui émane de l'interosseuse antérieure et qui s'accole au tronc du médian pour l'accompagner jusqu'au poignet : c'est l'artère du nerf médian.

Enfin, à deux travers de doigt au-dessus du poignet, vous apercevrez un petit filet superficiel qui émane du médian, traverse l'aponévrose et se distribue à la peau de la face antérieure de la paume de la main : c'est le rameau palmaire cutané du médian.

Au poignet le tronc du médian disparaît sous le ligament annulaire antérieur du carpe.

Muscle brachial antérieur
Tendon & expansion aponévrotique du biceps réclinés.
Faisceau épitrochléen du rond pronateur récliné.
Médian
Ses rameaux pour le gd & pt palmaire.
Artère humérale
Artère cubitale
Artère radiale
Le nerf médian au moment où il perfore les insertions d'origine du fléchisseur commun superficiel des doigts.
Faisceau coronoïdien du rond pronateur
Grand Palmaire
Muscle long Supinateur
Rond pronateur (Son faisceau épitrochléen, insertion inférieure)
Fléchisseur commun superficiel des doigts, récliné.
Tendon du Grand-Palmaire
Fléchisseur propre du pouce.
Nerf interrosseux
Fléchisseur commun profond des doigts, récliné.
Nerf médian
Passage de l'interrosseux sous le carré pronateur
F. Baudouin

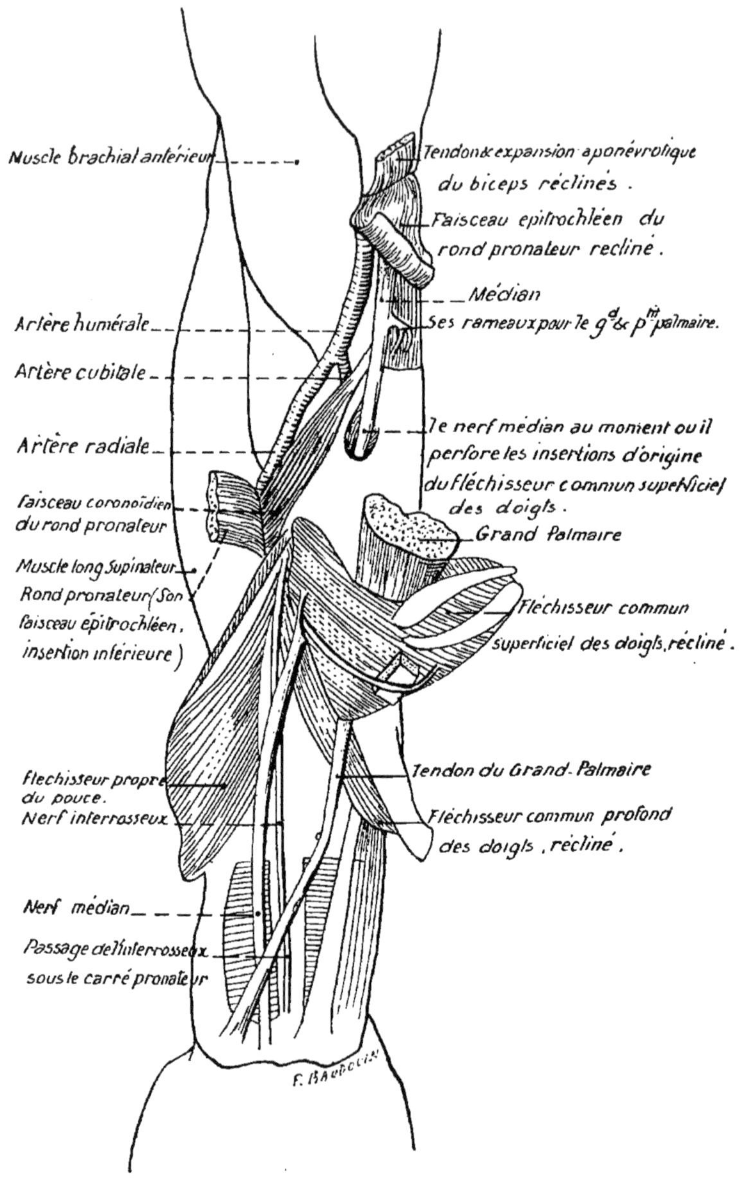

Schéma 5

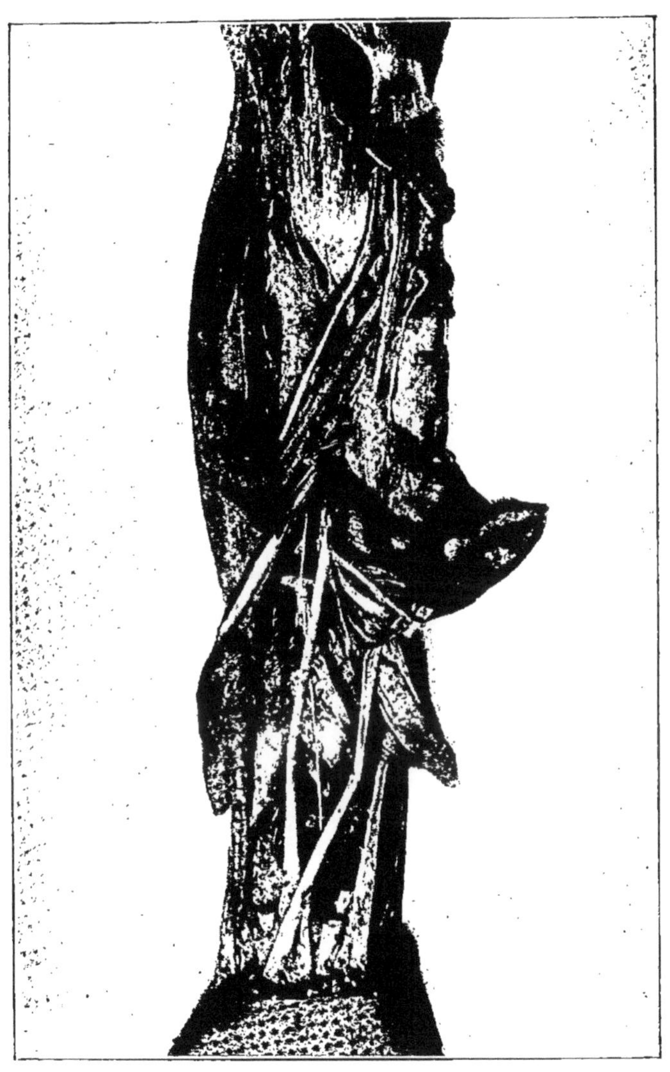

Fig. 5. — Passage du nerf médian à travers le fléchisseur commun superficiel.

*
* *

Le nerf radial se terminant au pli du coude, nous n'aurons à envisager dans la partie antérieure de l'avant-bras que sa branche terminale antérieure.

Elle est en rapport avec la partie externe de l'artère radiale, elle croise les fibres du court supinateur, rond pronateur, fléchisseur superficiel des doigts. Inférieurement elle passe sur le tendon du long supinateur, gagne la partie externe du radius, se divise en trois filets qui donnent les collatéraux dorsaux du pouce et innervent la peau de la région dorsale externe de la main.

TROISIÈME LEÇON

NERFS SUPERFICIELS DE LA MAIN

RÉSUMÉ

Le *nerf médian* émet :

Six branches terminales :

1° Un filet pour les muscles de l'éminence thénar (abducteur du pouce, court fléchisseur du pouce, opposant du pouce) ;

2° Le collatéral palmaire externe du pouce ;

3° Le collatéral palmaire interne du pouce ;

4° Le collatéral palmaire externe de l'index, fournissant le nerf du 1er lombrical et le collatéral dorsal externe de l'index ;

5° Le tronc commun pour le collatéral interne de l'index, (fournissant le collatéral dorsal correspondant) et le collatéral interne du médius (fournissant le collatéral dorsal correspondant). En descendant sur le deuxième espace interosseux, la 5e branche terminale fournit avant sa bifurcation un filet au deuxième lombrical ;

6° Le tronc commun pour le collatéral palmaire interne du médius (fournissant le collatéral dorsal correspondant) et le collatéral externe de l'annulaire (fournissant le collatéral dorsal correspondant). Le tronc nerveux de la 6e branche reçoit, à son passage dans le quatrième espace interosseux, un filet anastomotique issu du cubital.

A la main, le nerf médian représente un nerf moteur pour les deux premiers lombricaux et les muscles de l'éminence thénar, moins l'adducteur du pouce, qui reçoit ses nerfs de la branche profonde du cubital. Il représente également un nerf sensitif pour la peau de la partie externe et moyenne du creux de la main, la face palmaire du pouce, pour toute la face palmaire et la face dorsale des 2e et 3e phalanges de l'index, du médius et de la moitié externe de l'annulaire.

Le nerf cubital émet :

Deux branches terminales :

La première ou branche palmaire superficielle, après avoir donné quelques rameaux à l'éminence thénar et au palmaire cutané, se divise en :

1° Branche interne, formant le collatéral palmaire interne du petit doigt ;

2° Branche externe, qui fournit le collatéral palmaire externe du petit doigt et le collatéral palmaire interne de l'annulaire, ce dernier fournissant le collatéral dorsal correspondant.

La branche externe du cubital reçoit, à son passage dans le quatrième espace interosseux, un rameau anastomotique du médian.

La deuxième ou branche palmaire profonde forme l'arcade nerveuse palmaire du cubital, qui abandonne par sa convexité des rameaux aux muscles de l'éminence hypothénar, aux 3e et 4e lombricaux, aux interosseux, à l'adducteur du pouce et au faisceau interne du court fléchisseur du pouce.

Le cubital est un nerf moteur pour les muscles de la partie interne et profonde de la main, et sensitif pour la peau de la moitié dorsale de la main, de l'éminence hypothénar, pour la face palmaire du petit doigt et de la moitié interne de l'annulaire.

Dissection.

Position du sujet. — Même dispositif que pour les artères de la main.

Mêmes incisions que pour les artères de la main.

*
* *

Disséquez la peau en remarquant les filets nerveux cutanés.

Incisez de haut en bas, dans la direction du médian, votre aponévrose palmaire moyenne ; disséquez-la et vous découvrez le tronc du médian. Disséquez ce tronc de haut en bas avec grand soin, surtout en approchant de l'éminence thénar, où vous rencontrez la 1re branche destinée aux muscles de cette région. Vous suivrez successivement toutes les branches terminales en allant de haut en bas et en vous rappelant au niveau de la 4e et 5e qu'il faut respecter les filets des deux lombricaux.

Remarque. — Il vous arrivera fréquemment de trouver les artères digitales perforant les branches nerveuses collatérales des doigts au niveau de leur point d'émergence : disséquez, dans ce cas, la boutonnière formée par le nerf.

Une des digitales perforant, avant sa bifurcation, un des rameaux nerveux du median
Collatéral palmaire interne de l'index
Collatéral palmaire externe de l'index
Collateral palmaire interne du pouce.
6e branche terminale du médian, fournissant le collat: palm: int: du medius et le collat: palm: ext. de l'annulaire.
Anastomose entre le median et le cubital.
Branches du Cubital fournissant le collat: palm. int: de l'annul: les collat. palm: ext. et interne du petit doigt.
Collateral palmaire ext: du pouce.
Filets pour les muscles de l'éminence Thénar.
Nerf médian.
Tronc du Cubital
Branche profonde du Cubital perforant l'eminence hypothénar pour fournir l'arcade nerveuse palmaire du Cubital
T. BAUDOUIN

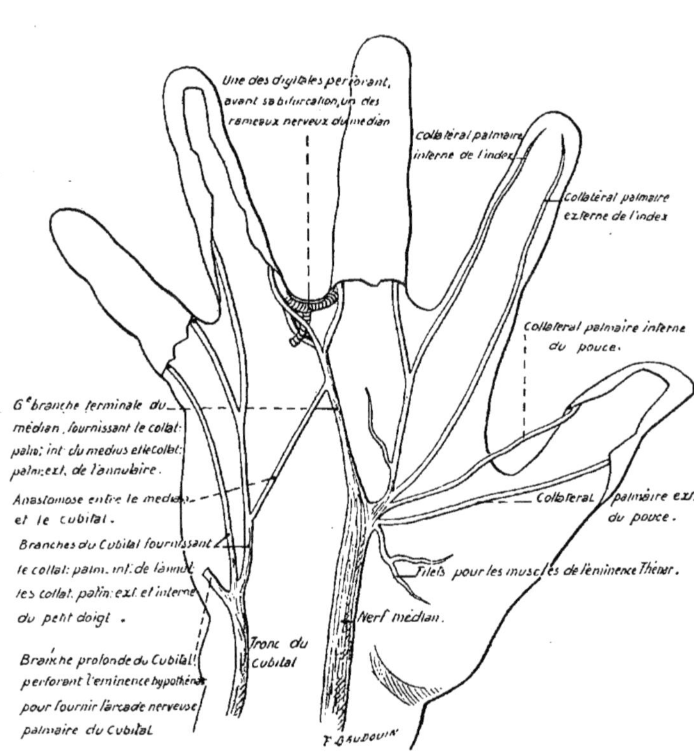

Schéma 6.

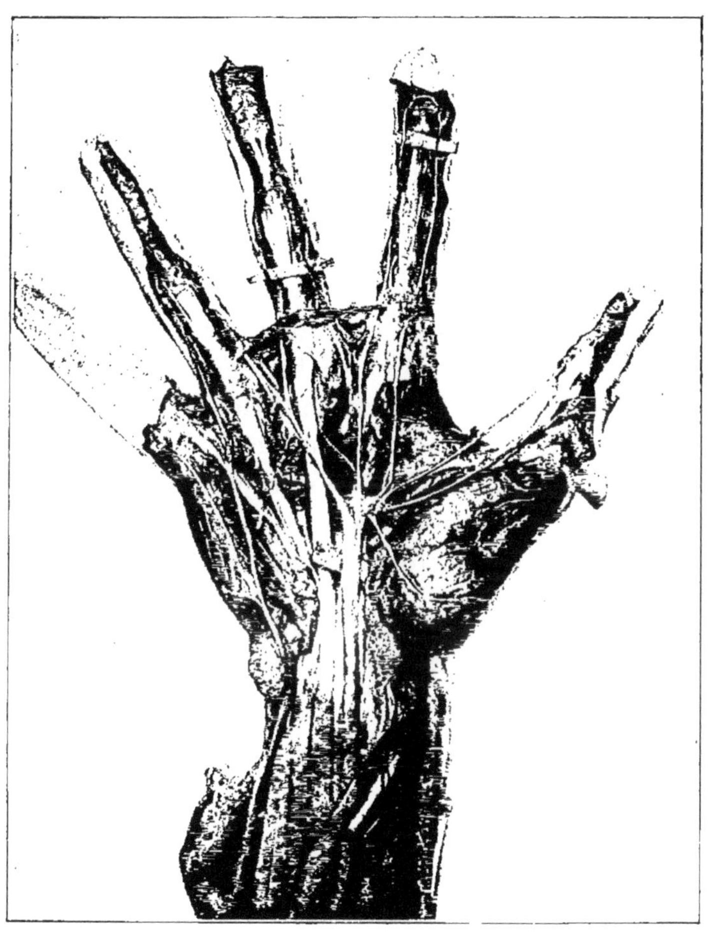

FIG. 6. — Branches terminales des nerfs médian et cubital.

En suivant la 6e branche, avancez prudemment, pour ne pas couper l'anastomose qu'elle envoie au cubital : cette anastomose est souvent située plus haut que dans la figure ci-jointe.

A noter les rapports avec les artères digitales et les tendons du fléchisseur.

Vous passerez ensuite au cubital, que vous irez découvrir entre le pisiforme en dedans et l'os crochu en dehors : vous trouverez l'artère cubitale sur son côté externe.

Rappelez-vous que, contrairement au tronc du médian situé profondément, vous trouverez le tronc du cubital superficiel. Vous le suivrez de haut en bas, en recherchant, au niveau de la partie supérieure de l'éminence hypothénar, sa branche profonde, qui, après un court trajet, perfore les muscles pour devenir profonde ; puis, vous disséquerez sa branche externe superficielle, dont vous respecterez l'anastomose avec le médian.

QUATRIÈME LEÇON

ARCADE PALMAIRE SUPERFICIELLE

RÉSUMÉ

Formée par la cubitale et la radio-palmaire anastomosées entre elles.

L'arcade superficielle n'émet pas de branche par sa concavité.

Par sa convexité, elle donne :

La première digitale, qui fournit la collatérale interne du petit doigt ;

La deuxième digitale, qui fournit la collatérale externe du petit doigt et la collatérale interne de l'annulaire ;

La troisième digitale, qui fournit la collatérale externe de l'annulaire et la collatérale interne du médius ;

La quatrième digitale, qui fournit la collatérale externe du médius et la collatérale interne de l'index ;

Quelquefois, une cinquième digitale, qui fournit la collatérale externe de l'index et la collatérale interne du pouce ;

Exceptionnellement, elle fournit la collatérale externe du pouce.

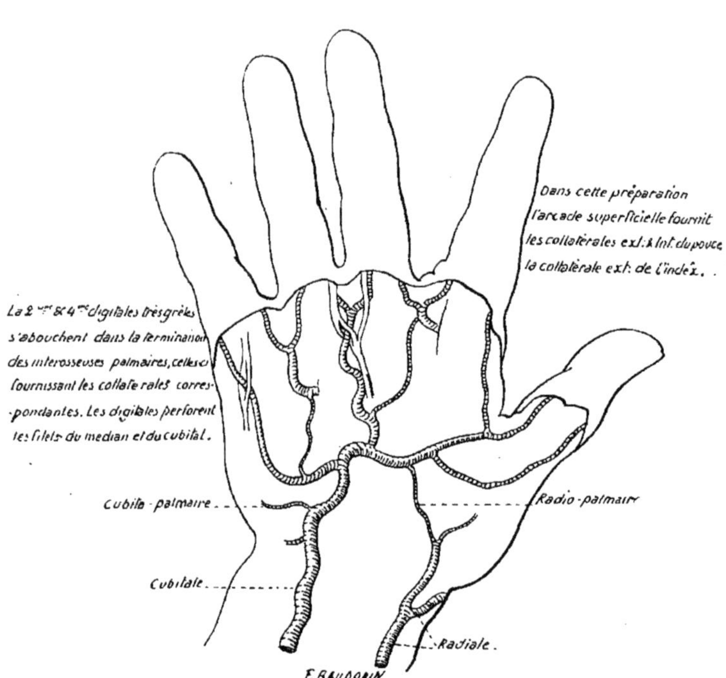
Dans cette préparation
l'arcade superficielle fournit
les collatérales ext: & int. du pouce
la collatérale ext: de l'index.
La 2ème & 4ème digitales très grêles
s'abouchent dans la terminaison
des interosseuses palmaires, celles-ci
fournissant les collatérales corres-
-pondantes. Les digitales perforent
les filets du médian et du cubital.
Cubito-palmaire
Radio-palmaire
Cubitale
Radiale
F. BAUDOUIN

Schéma 7.

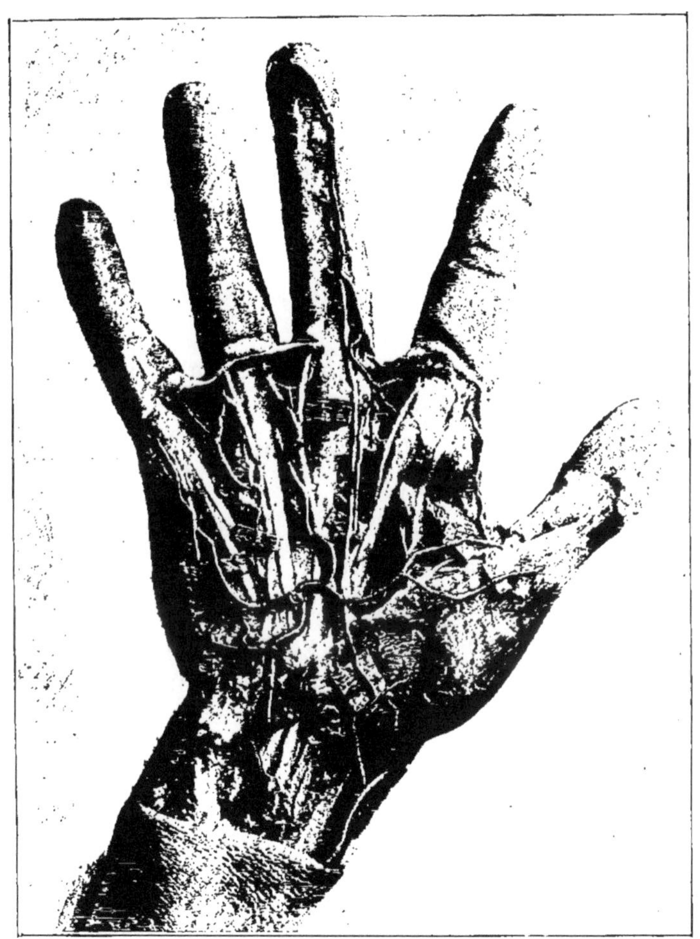

Fig. 7. — Arcade palmaire superficielle.

Dissection.

Position du sujet. — Pour disséquer l'arcade superficielle, il sera préférable de sectionner l'avant-bras à 6 centimètres environ au-dessus du poignet : on fixera la main sur une plaque de liège, la face dorsale appliquée sur cette plaque et les doigts maintenus bien écartés au moyen d'épingles traversant la peau de l'extrémité digitale pour se fixer dans le liège.

Première incision transversale, passant par la racine des doigts.

Deuxième incision transversale, passant à deux travers de doigt au-dessus du poignet.

Troisième incision verticale, réunissant les milieux des deux incisions précédentes.

Quatrième incision, partant de l'extrémité du pouce pour rejoindre la partie médiane de l'incision verticale.

Enfin, on pratiquera, sur la face palmaire de chaque doigt, une incision médiane et verticale, réunissant l'extrémité digitale à l'incision transversale qui passe par la racine des doigts.

∴

Disséquez d'abord la peau, en relevant avec elle, au niveau de l'éminence hypothénar, le muscle palmaire cutané.

Reconnaissez, en passant, l'aponévrose palmaire moyenne, dont l'épaisseur est telle qu'on a pu l'appeler ligament palmaire ; vous l'inciserez et la releverez pour arriver sur l'arcade palmaire superficielle, située au-dessous.

Nettoyez d'abord l'arcade elle-même, en partant de la cubitale et en préparant les petits rameaux que la cubito-palmaire envoie aux muscles de l'éminence hypothénar (adducteur du petit doigt, court fléchisseur et opposant) ; puis suivez de haut en bas chacune de ses branches digitales ; recherchez au point de leur bifurcation l'anastomose que leur envoie l'interosseuse palmaire correspondant.

Étudiez leurs rapports avec les branches du médian et du cubital, ainsi qu'avec les tendons du fléchisseur commun superficiel des doigts.

Rappelez-vous que les digitales abandonnent quelques rameaux très fins aux muscles lombricaux.

Il vous arrivera parfois, comme dans une des deux figures ci-contre, de voir les artères digitales perforer les filets nerveux du médian ou du cubital, ceux-ci s'ouvrant pour former une boutonnière, dans laquelle passe le rameau artériel.

Quand vous serez arrivés, en suivant l'arcade, au point où elle s'engage dans l'éminence thénar, vous vous arrêterez : il sera alors préférable de disséquer la radio-palmaire depuis son origine et de la suivre à travers l'éminence thénar en incisant peu à peu les muscles au-devant d'elle, jusqu'à ce que vous puissiez rejoindre, en dehors de l'éminence, l'arcade au point où vous l'avez laissée.

Chemin faisant, vous noterez les rameaux qu'elle envoie aux différents muscles de l'éminence thénar, court abducteur du pouce, court fléchisseur, opposant.

Remarque. — L'anastomose de la radio-palmaire et de la cubitale peut manquer : dans ce cas, la radio-palmaire,

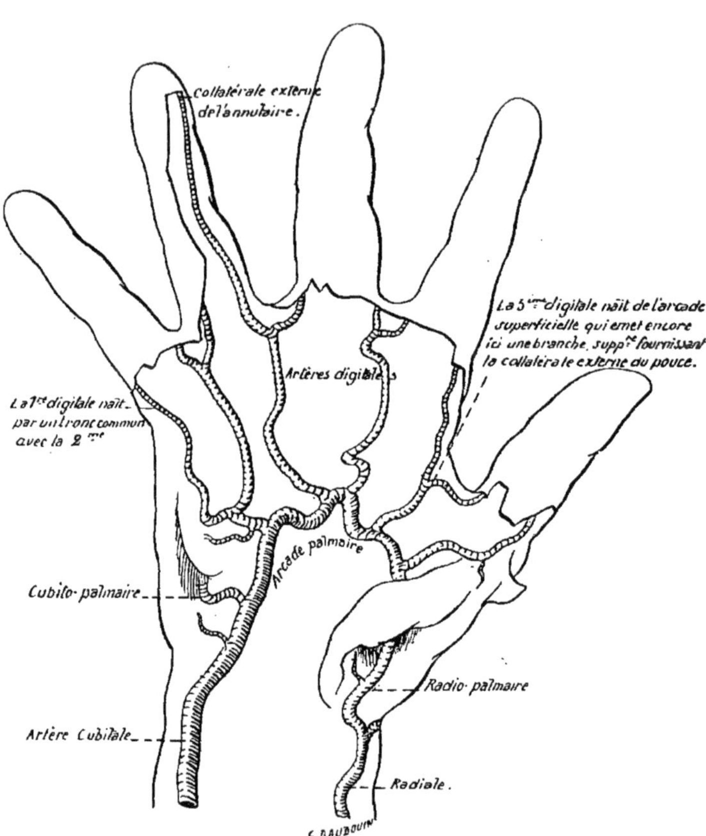
collatérale externe
de l'annulaire.
La 5ème digitale naît de l'arcade
superficielle qui émet encore
ici une branche suppre fournissant
la collatérale externe du pouce.
Artères digitales
La 1re digitale naît
par un tronc commun
avec la 2me
Arcade palmaire
Cubito-palmaire
Radio-palmaire
Artère Cubitale
Radiale.
F. BAUDOUIN

Schéma 8.

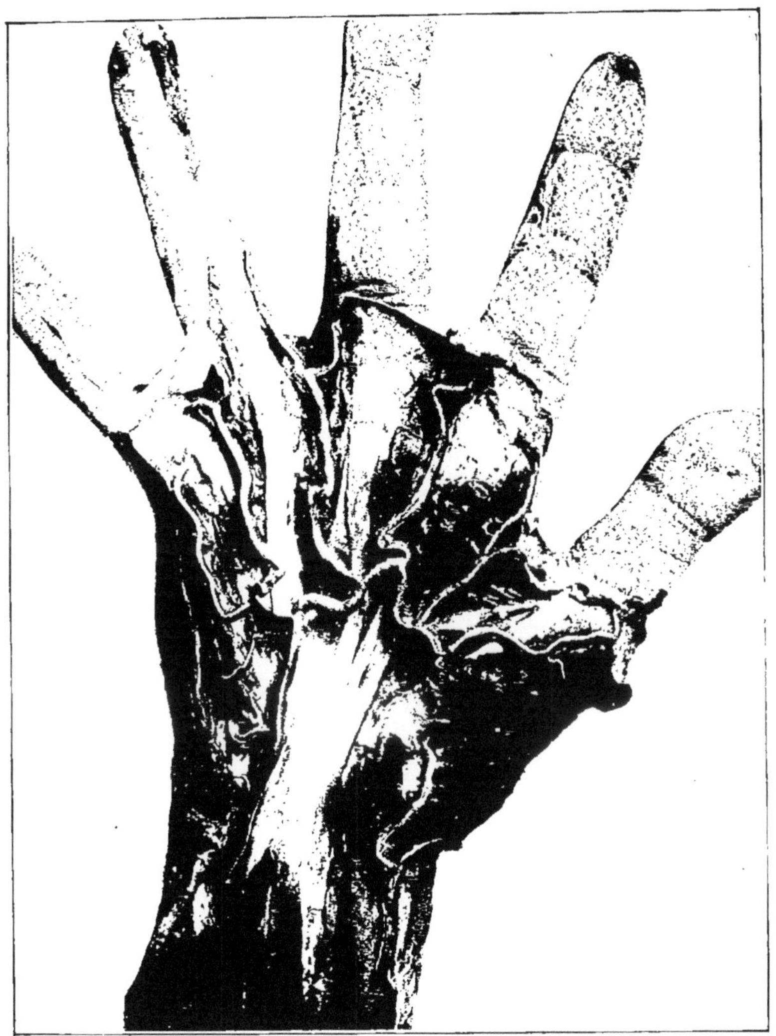

Fig. 8. — Arcade palmaire superficielle.

très grêle, s'épuise dans l'éminence thénar, et l'arcade n'existe pas.

Les branches digitales peuvent être très grêles et s'aboucher dans les perforantes interosseuses palmaires, qui sont alors volumineuses et fournissent elles-mêmes les collatérales des doigts (fig. 7).

CINQUIÈME LEÇON

ARCADE PALMAIRE PROFONDE

L'arcade palmaire profonde est formée par l'anastomose de la radiale avec la cubito-palmaire, branche de la cubitale.

Elle émet :

1° *Des branches ascendantes* pour les os du carpe, les articulations médio-carpiennes et carpo-métacarpiennes ;

2° *Des branches postérieures ou perforantes*, ordinairement au nombre de trois ;

3° *Des branches descendantes ou interosseuses*, ordinairement au nombre de quatre.

Dissection.

Sectionner tous les tendons du fléchisseur, les disséquer et les enlever : on arrivera ainsi facilement à disséquer l'arcade.

On suivra avec le bistouri et de haut en bas la cubito-palmaire dans son passage à travers les muscles de l'éminence hypothénar, on évitera de couper les perforantes qui s'échappent de la partie supéro-postérieure de l'arcade. On suivra chacune des interosseuses dans leurs espaces respectifs, et l'on disséquera avec soin leur anastomose avec l'artère digitale correspondante.

4

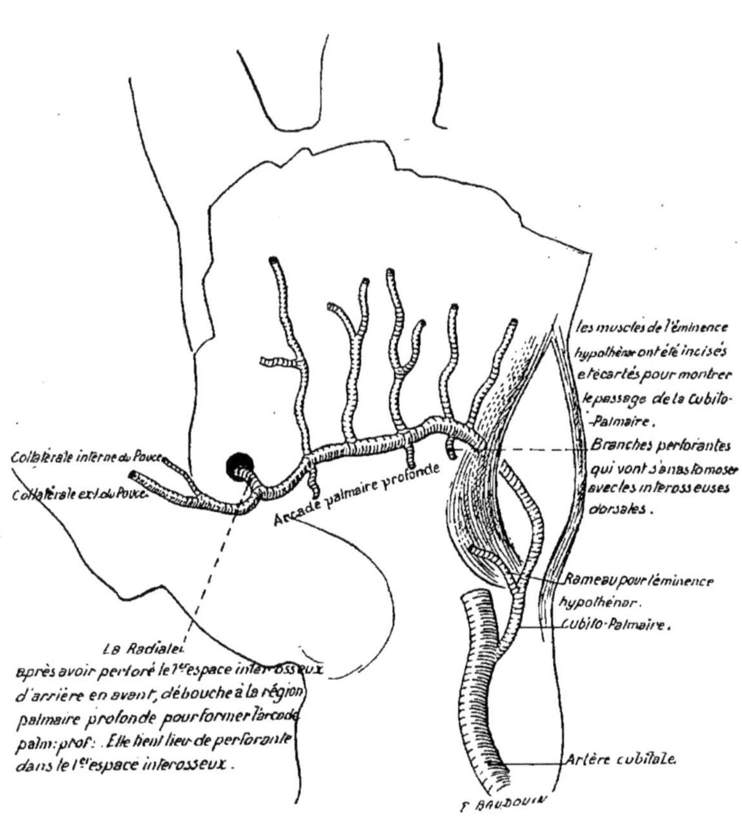
les muscles de l'éminence hypothénar ont été incisés et écartés pour montrer le passage de la Cubito-Palmaire.
Branches perforantes qui vont s'anastomoser avec les interosseuses dorsales.
Collatérale interne du Pouce
Collatérale ext. du Pouce.
Arcade palmaire profonde
Rameau pour l'éminence hypothénar.
Cubito-Palmaire.
La Radiale.
après avoir perforé le 1er espace interosseux d'arrière en avant, débouche à la région palmaire profonde pour former l'arcade palm: prof: . Elle tient lieu de perforante dans le 1er espace interosseux.
Artère cubitale.
F. BAUDOUIN

Schéma 9.

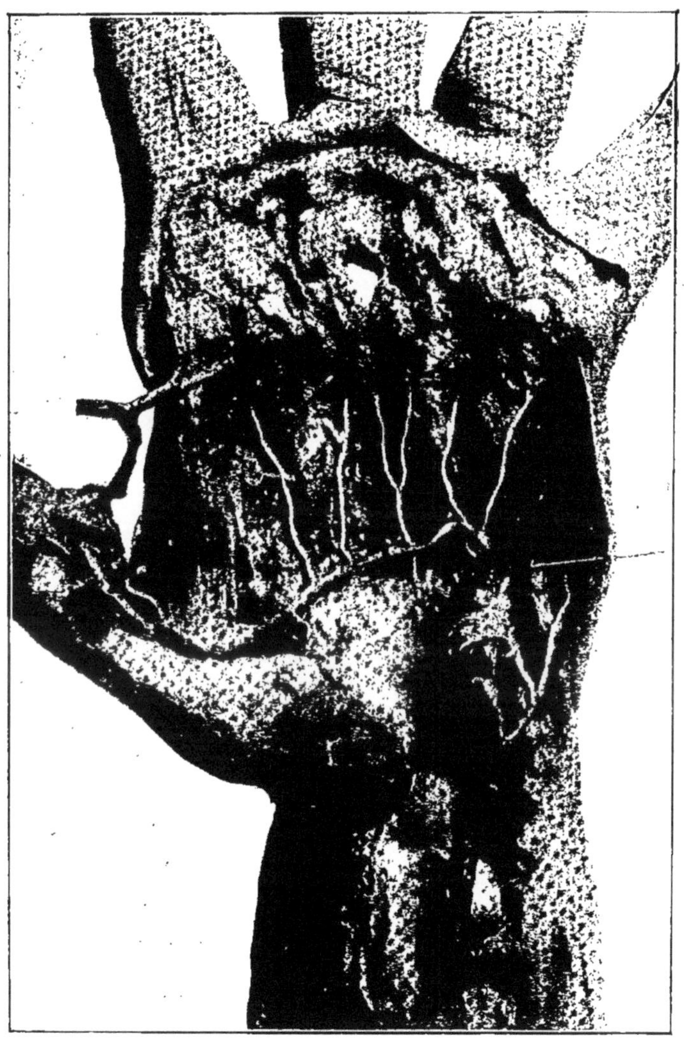

FIG. 9. — Arcade palmaire profonde.

SIXIÈME LEÇON

NERF CRURAL

Branches collatérales :

Rameaux pour le psoas ;

Rameaux pour l'iliaque.

Branches terminales : A. — Deux superficielles ;

B. — Deux profondes.

A. — Deux superficielles :

1° Musculo-cutané externe qui donne :

Rameaux musculaires *courts* et *longs* pour le muscle couturier ;

3 rameaux cutanés :

Perforant supérieur ,

Perforant moyen ;

Accessoire du saphène interne.

2° Musculo-cutané interne, qui donne :

Rameaux musculaires pour le pectiné et moyen adducteur ;

Rameaux cutanés pour la peau de la région supéro-interne de la cuisse.

B. — Deux profondes :

1° Le nerf du quadriceps, qui donne :

Rameaux au droit antérieur ;

Rameau pour le pectine.
Pectiné.
Rameaux du musculo-cutané externe pour le Couturier ; Ils abordent le muscle par sa face profonde.
1er rameau cutané du musculo-cutané ext: dit perforant supérieur. Ici ce nerf ne perfore pas, il contourne simplement le Couturier.
Rameaux cutanés du musculo-cutané interne.
Accessoire du Saphene interne.
2d rameau cutané : celui-ci perfore le muscle Cette disposition a été observée sur le même sujet.
Muscle Vaste-interne
F. BAUDOUIN

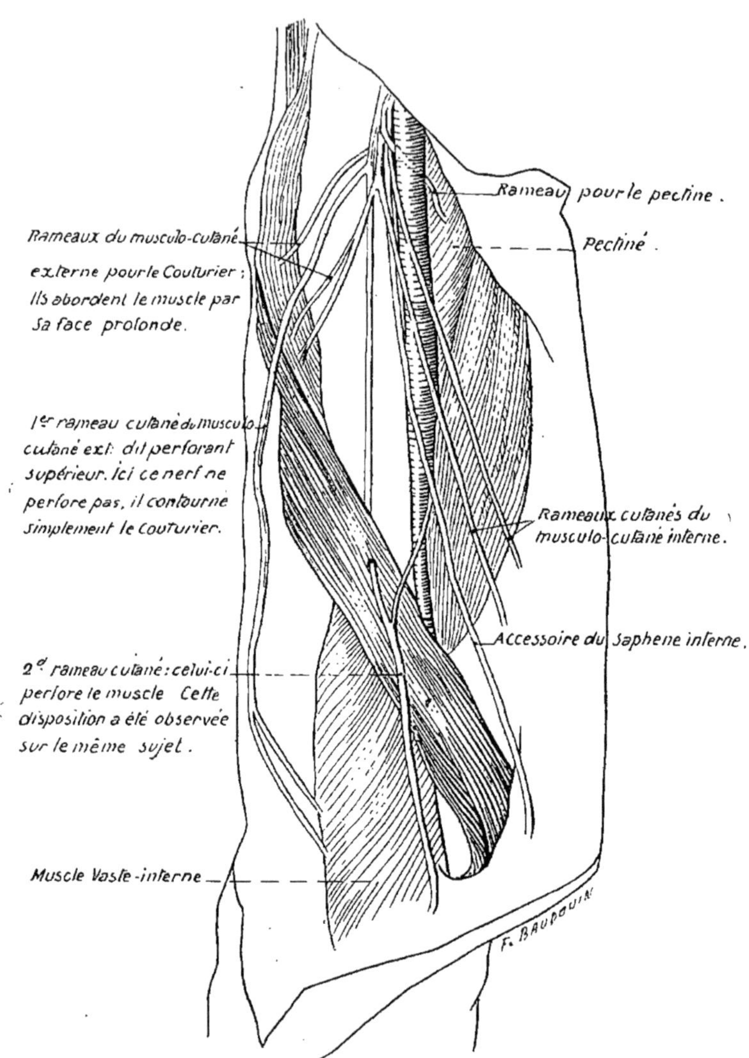

Schéma 10.

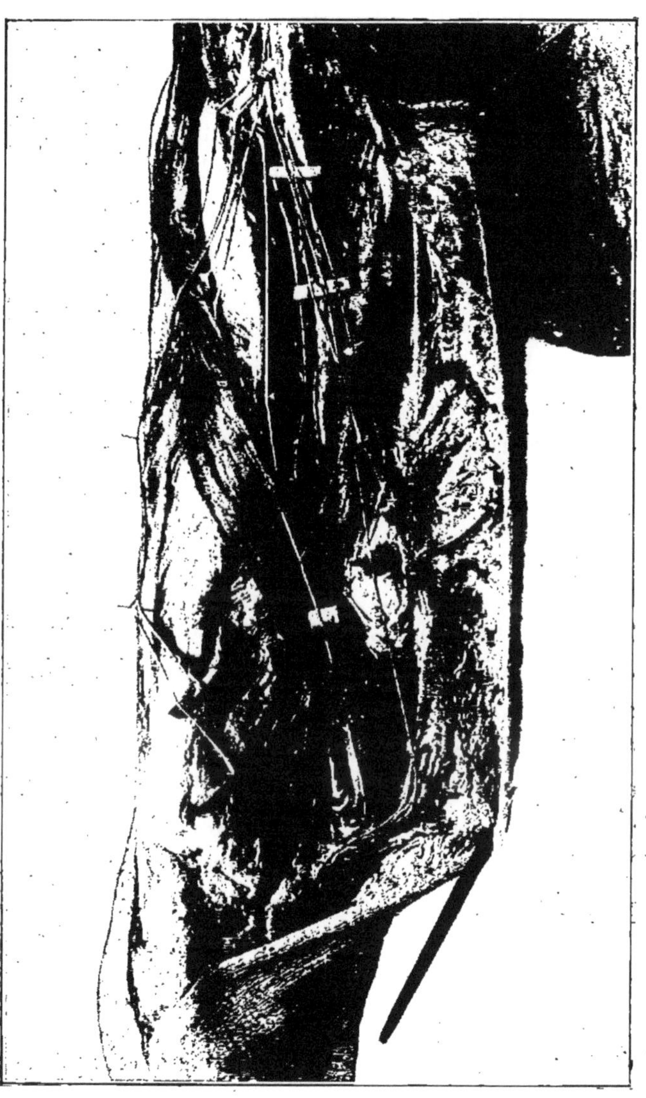

FIG. 10. — Nerf crural : branches superficielles.

Rameaux au vaste externe ;
Rameaux au vaste interne ;
Rameaux au crural.

2° Le nerf saphène interne, qui donne :
Un filet articulaire pour le genou ;
Deux filets cutanés pour la peau de la région inféro-postérieure de la cuisse.

Et se divise en *deux branches terminales* :
Un rameau rotulien ou perforant inférieur;
Un rameau jambier.

Nota. — Très fréquemment le nerf du vaste interne naît par un tronc commun avec le nerf saphène interne.

Dissection.

Première incision suivant le trajet de l'arcade de Fallope, depuis la symphyse pubienne jusqu'à l'épine iliaque antéro-supérieure.

Deuxième incision partant du milieu de cette ligne pour gagner la partie médiane de la rotule et descendant jusqu'à la tubérosité antérieure du tibia.

Troisième incision demi-circulaire passant par la rotule et perpendiculaire à la précédente.

*
* *

Disséquez le lambeau cutané externe, en ayant soin de ne pas couper les filets superficiels des perforants du couturier ; ceux-ci cheminent d'abord sous l'aponévrose, qu'ils perforent vers la partie moyenne de la cuisse pour devenir sous-cutanés.

Disséquez ensuite le lambeau cutané interne, en conservant les rameaux cutanés issus du musculo-cutané interne : notez à la partie supérieure leurs rapports avec la gaine des vaisseaux fémoraux (les uns passent en avant, les autres en arrière de l'artère).

Quand vous aurez suffisamment étudié les filets superficiels, vous les couperez, de façon à pouvoir examiner clairement les deux branches terminales profondes.

Vous trouverez en dehors une branche assez volumineuse que vous suivrez de haut en bas et que vous verrez bientôt se diviser en quatre rameaux au moins. Vous pourrez suivre ces différentes branches jusque dans leurs muscles respectifs, vaste externe, crural, droit antérieur et vaste interne. Parfois, comme dans la figure ci-contre, le rameau du vaste interne naît par un tronc commun avec le saphène interne.

En dedans vous trouverez la branche profonde interne, ou saphène interne, qui va dès son origine atteindre le côté externe de la gaine des vaisseaux fémoraux, dans laquelle elle pénètre au niveau de l'union du tiers moyen avec le tiers supérieur de la cuisse.

Chemin faisant, vous noterez ses filets articulaires et cutanés. Arrivé au niveau du condyle interne du fémur, vous verrez le nerf se diviser en deux rameaux : un rameau rotulien qui, perforant le couturier d'arrière en avant, constitue le perforant inférieur, et un rameau jambier, qui descendra jusqu'au cou-de-pied accolé à la veine saphène interne.

Nerf crural
Nerf du triceps donnant des
branches au vaste interne
crural & droit antérieur.
La branche du Vte Interne
naît par un tronc commun
avec le Saphène intne
Tronc commun du nerf du vaste
interne avec le Saphène int:
Nerf Saphène int:
Son passage dans la gaine des Vaisseaux
Rameau du Vaste int.
F. BAUDOUIN

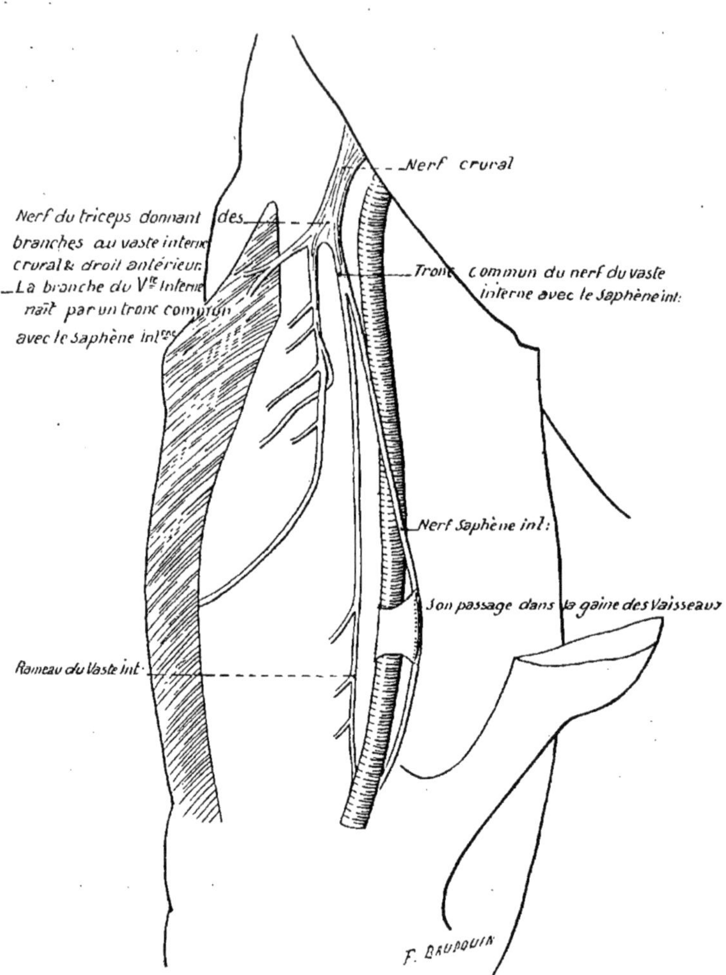

Schéma 11.

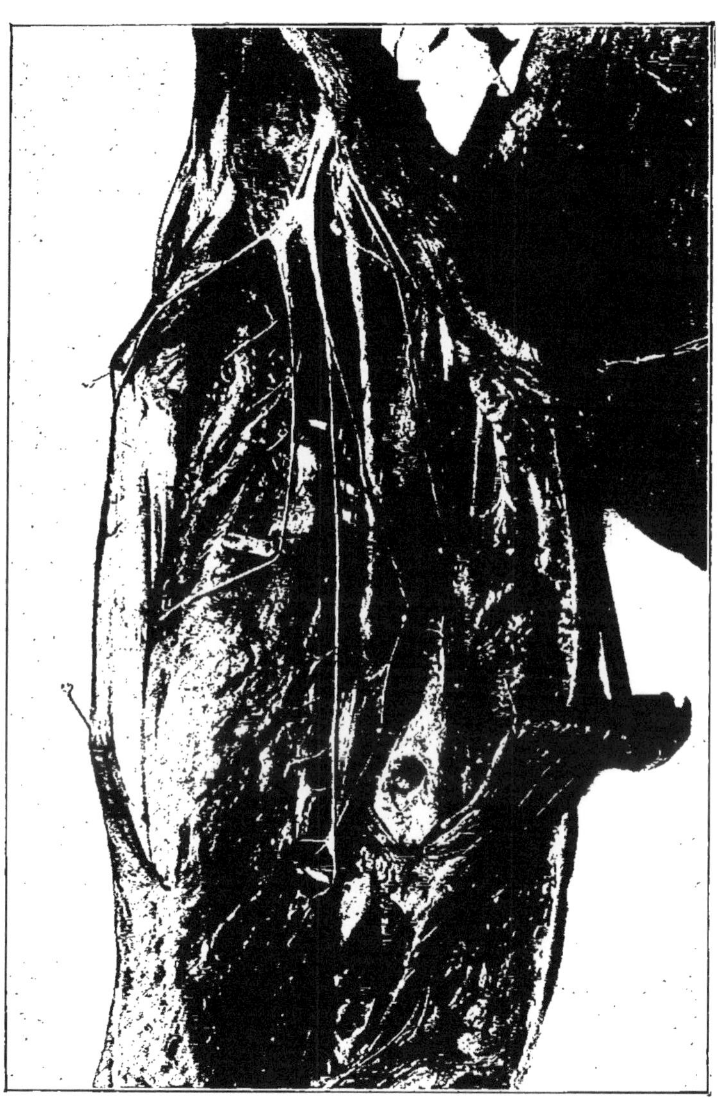

Fig. 11. — Nerf crural : branches profondes.

SEPTIÈME LEÇON

NERF SCIATIQUE

RÉSUMÉ

Branches collatérales :

1° Nerf du demi-tendineux ;
2° Nerf de la longue portion du biceps ;
3° Nerf du demi-membraneux ;
4° Nerf du grand adducteur ;
5° Nerf de la courte portion du biceps ;
6° Rameaux articulaires.

Deux branches terminales :

1° Nerf sciatique poplité externe ;
2° Nerf sciatique poplité interne.

Dissection.

Position du sujet. — Le cadavre sera couché sur le ventre ; on lui passera un billot sous la partie inférieure de l'abdomen pour tendre la région fessière.

Première incision transversale, allant du coccyx à la partie externe du grand trochanter.

Deuxième incision verticale, passant par le milieu de la

Muscle Gd fessier
récliné à droite en dedans.
Rameau fessier du Pht sciatique
Muscle pyramidal.
Rameau perineal
& rameau femoral du
nerf. petit Sciatique.
Biceps (longue portion) & nerf
du biceps
Demi-tendineux
& nerf du demi-tendineux
Demi-membraneux
Muscle gd fessier
récliné à gauche
en dehors.
longue portion du biceps
et son filet nerveux.
Demi-membraneux
& filets nerveux qu'il
reçoit du nerf sciatique
Courte portion du biceps et
nerf de la courte portion du biceps.
Tendon infr du
demi-tendineux
Jumeau interne
Jumeau externe
F. BAUDOUIN

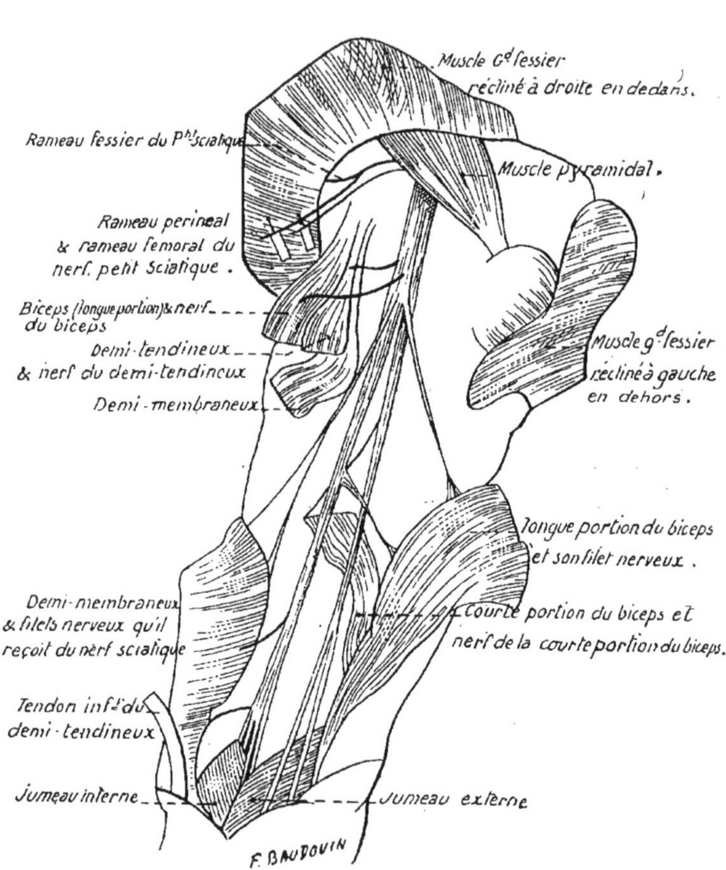

Schéma 12.

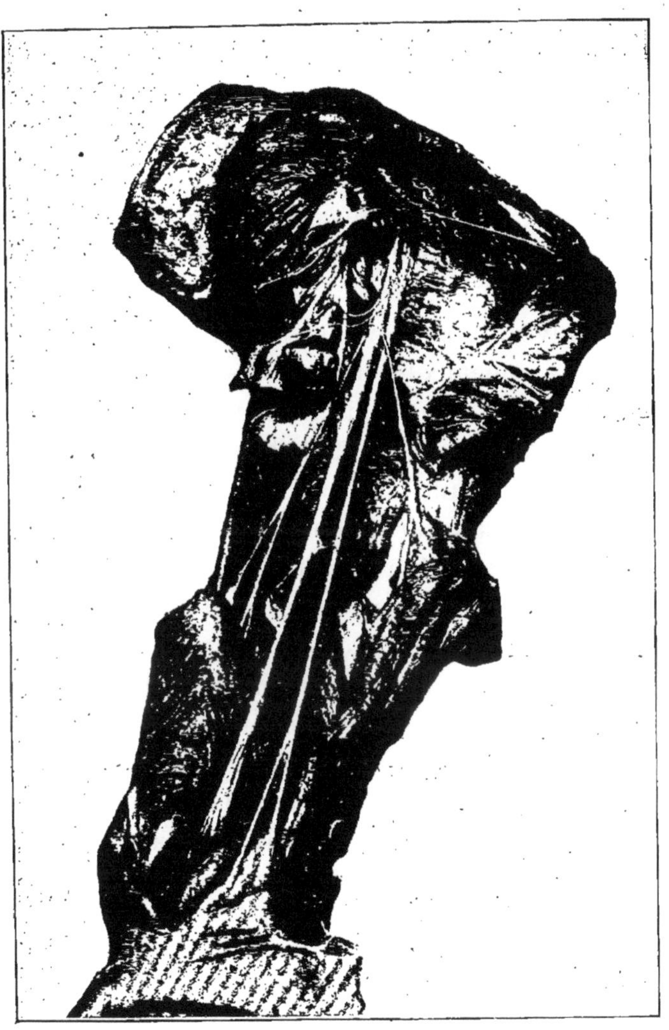

FIG. 12. — Nerf sciatique.

précédente et allant de la crête iliaque supérieurement au milieu du creux poplité inférieurement.

Commencez la dissection, en dégageant avec soin le muscle grand fessier ; la peau sera relevée de chaque côté : vous noterez en passant les nerfs cutanés.

Incisez le grand fessier verticalement dans le sens des fibres du nerf sciatique, puis réclinez de chaque côté les faisceaux charnus ; vous découvrez ainsi le petit et grand sciatique, se dégageant du bord inférieur du muscle pyramidal.

Vous suivez de haut en bas le petit sciatique, en dégageant ses rameaux fessiers et ses deux rameaux périnéal et fémoral, issus d'un tronc commun et qui, perforant l'aponévrose, vont se distribuer à la peau.

Revenant au grand sciatique, vous le suivez de haut en bas jusqu'à sa bifurcation : vous rencontrez successivement les différents rameaux énumérés plus haut.

Il faudra rechercher avec soin le filet du grand adducteur, généralement très grêle et naissant souvent par un tronc commun avec le nerf du demi-membraneux.

Remarque. — Sur cette préparation, le sciatique se divise très haut, à un centimètre au-dessous du pyramidal ; dans ce cas les rameaux collatéraux émanent de la branche interne, à l'exception du rameau de la courte portion du biceps qui se dégage de la branche externe.

HUITIÈME LEÇON

BRANCHES TERMINALES DU NERF SCIATIQUE

1° Sciatique poplité externe.

RÉSUMÉ

Le sciatique poplité externe est la branche de bifurcation externe du grand nerf sciatique : il s'étend de l'angle supérieur du creux poplité à la tête du péroné :

Branches collatérales :

1° Rameau articulaire du genou ;
2° Accessoire du saphène externe ;
3° Cutané péronier ;
4° Rameaux musculaires du jambier antérieur.

Branches terminales :

Externe ou nerf musculo-cutané ;
Interne ou nerf tibial antérieur.

Dissection.

Position du sujet. — Le cadavre sera couché sur le côté opposé à celui qu'on veut disséquer, la cuisse opposée fléchie fortement, le membre inférieur à dissé-

Sciatique poplité ext.
Nerf du jumeau int.
Sciatique poplité int.
Nerf du jumeau ext.
Muscle jumeau int.
Muscle jumeau ext.
Filets pour l'artère poplitée
Nerf cutané peronier.
Nerf
Saphène ext. (Ce nerf a été fortement récliné en dehors pour permettre de voir les plans s-jacents).
Sciatique poplité interne
Nerf du Soléaire.
Nerf du poplité
Sciatique poplité ext.
Accessoire du Saphène ext.
Tendon du plantaire grêle
Muscle Soléaire
Tibial postérieur
F. BAUDOUIN

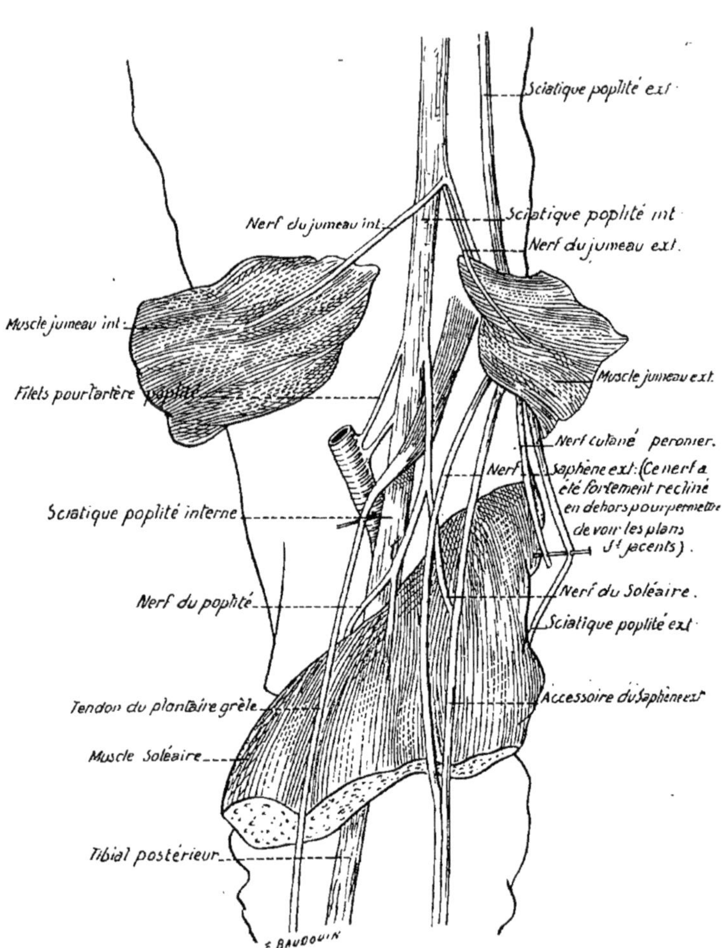

Schéma 13.

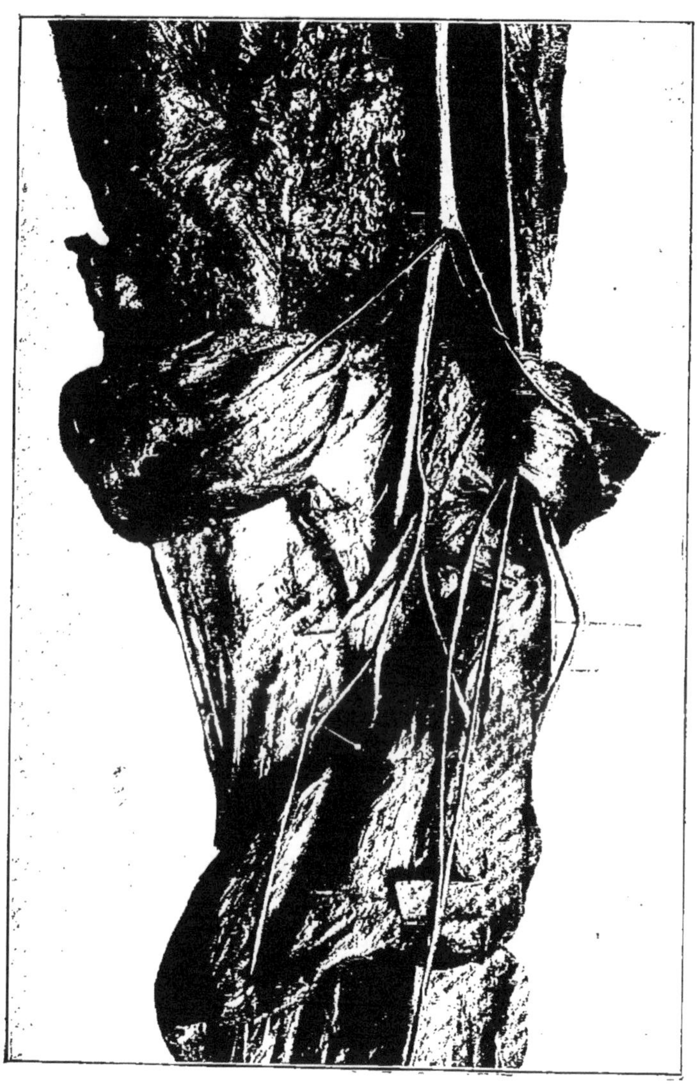

Fig. 13. — Branches terminales du nerf sciatique.

quer dans l'extension complète. On abordera ainsi facilement la région externe du genou.

Première incision verticale et médiane, depuis la partie moyenne et postérieure de la cuisse jusqu'à la partie moyenne du mollet ;

Deuxième incision transversale, unissant la première à la partie supérieure de la rotule ;

Troisième incision transversale, unissant la première à la partie moyenne du tibia.

*
* *

Après avoir disséqué les lambeaux cutanés, vous rechercherez le tronc du sciatique poplité externe sous l'aponévrose le long du tendon du biceps crural ; suivant le tronc de haut en bas, vous rencontrerez successivement l'accessoire du saphène externe et le cutané péronier tantôt naissant isolément, tantôt par un tronc commun.

Vous suivrez l'accessoire jusqu'à son union avec le saphène externe, branche du sciatique poplité interne ; cette union se fait le plus souvent à la partie moyenne de la jambe, mais vous la trouverez aussi bien en haut ou en bas à des hauteurs extrêmement variables.

Reprenant la dissection du tronc, vous le suivrez jusqu'à la tête du péroné où il abandonne des rameaux qui vont au jambier antérieur, après avoir traversé le long péronier latéral ; le nerf pénètre ensuite dans l'épaisseur du long péronier latéral pour s'y diviser en deux branches terminales : le nerf musculo-cutané et le tibial antérieur.

Dans son trajet jambier, vous noterez les filets que le musculo-cutané envoie au long et court péronier latéral, vous verrez ce nerf s'engager entre l'extenseur commun et le long péronier latéral, puis entre celui-ci et le court péronier latéral et enfin entre le court péronier et l'extenseur commun : il traverse alors l'aponévrose et devient sous-cutané dans la région inférieure de la jambe.

Dans notre préparation, la division du musculo-cutané s'est effectuée sous l'aponévrose, alors qu'en général elle n'a lieu que dans son trajet sous-cutané.

La 2e branche terminale du sciatique poplité externe, ou tibial antérieur, chemine dans l'épaisseur du long péronier latéral, perfore l'aponévrose qui sépare celui-ci de l'extenseur commun, envoie des filets à l'extenseur commun et au jambier antérieur et chemine avec les vaisseaux tibiaux antérieurs entre l'extenseur commun et le jambier antérieur.

2° Sciatique poplité interne.

RÉSUMÉ

Le sciatique poplité interne, plus volumineux que l'externe, représente la continuation du sciatique, il s'étend depuis l'angle supérieur du creux poplité jusqu'à l'anneau du soléaire.

Branches collatérales :

Rameaux pour les muscles jumeaux :
— plantaire grêle ;
— soléaire ;
— poplité.

Rameaux articulaires pour le genou ;
Nerf saphène externe.

Sciatique poplité ext.
Rameau pour le jambier antérieur
Filets issus du musculo-cutané pour le long peronier lateral
Tibial anterieur & les rameaux qu'il envoie au jambier antérieur.
Branche terminale externe du musculo-cutané.
Long peronier latéral
Branche terminale interne du musculo-cutané.
Extenseur commun des Orteils.
Jambier antérieur
Branche terminale externe du musculo-cutané
Branche terminale interne du musculo-cutané
F. BAUDOUIN.

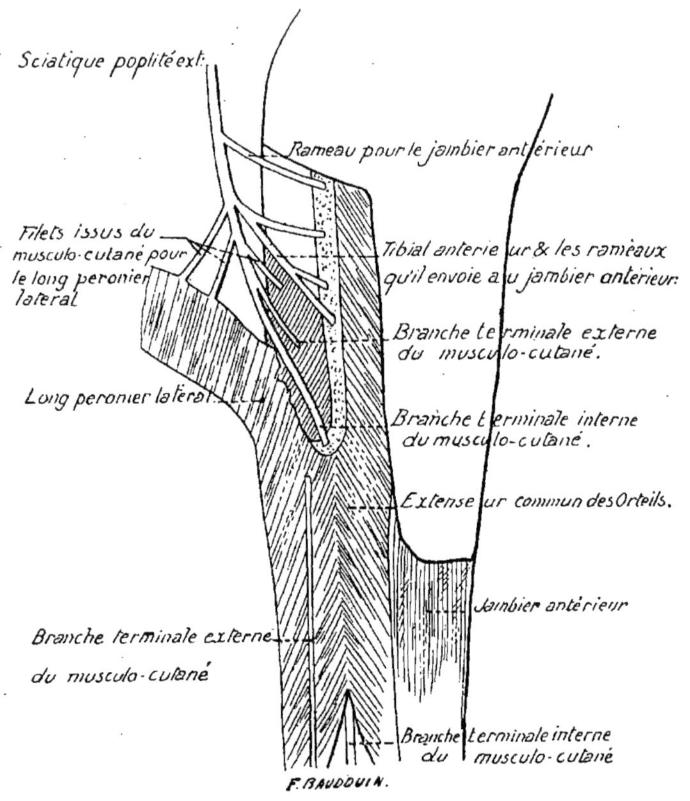

Schéma 14.

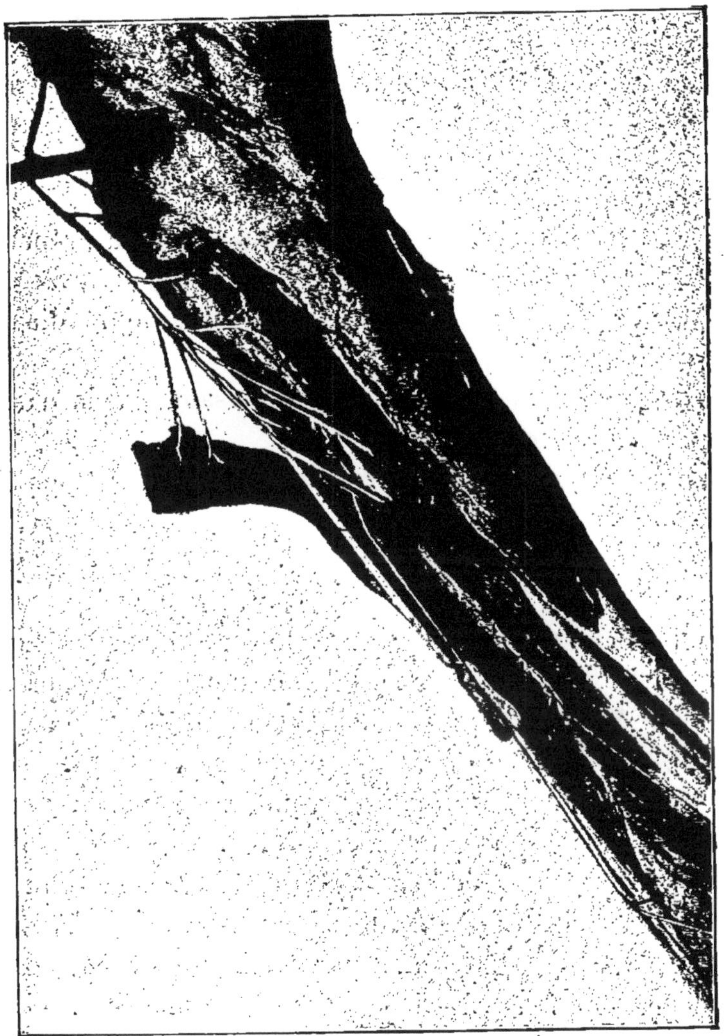

Fig. 14. — Nerf sciatique poplité externe.

Une branche terminale :

Le nerf tibial postérieur qui n'est autre que le sciatique poplité interne ayant changé de nom après son passage dans l'anneau du soléaire.

Dissection.

Position du sujet. — La même que pour la préparation du sciatique.

Première incision verticale, suivant la grande diagonale du losange poplité.

Deuxième incision transversale, passant par la partie moyenne de la cuisse.

Troisième incision transversale, passant par la partie moyenne du mollet.

* * *

Vous disséquerez la peau et en rejeterez les lambeaux sur les côtés. Dans l'angle supérieur du creux poplité, vous trouverez sous l'aponévrose le tronc du sciatique poplité interne. Suivez-le de haut en bas. Vous remarquerez que les filets qui vont aux jumeaux abordent ces muscles par leur face poplitée.

Vous suivrez le saphène externe jusqu'à sa réunion avec l'accessoire du saphène externe, issu du sciatique poplité externe : vous remarquerez que le nerf est constamment accompagné par la veine de même nom.

Vous noterez, à la partie moyenne du creux poplité, les rapports du nerf avec la veine et l'artère : vous trouverez en allant d'arrière en avant, c'est-à-dire de la surface vers la profondeur et de dehors en dedans, le nerf, la veine puis l'artère.

NEUVIÈME LEÇON

NERFS DE LA FACE DORSALE DU PIED

RÉSUMÉ

L'innervation de la face dorsale du pied est fournie le plus souvent par des branches issues du saphène externe et du musculo-cutané auxquelles viennent parfois s'ajouter, comme c'est le cas dans la préparation ci-contre, des rameaux issus du tibial antérieur.

Le saphène externe peut se terminer simplement sur le bord externe du pied et fournir le seul collatéral externe du petit orteil (c'est le cas dans notre préparation); d'autres fois il se bifurque et envoie un rameau interne qui fournit le collatéral interne du cinquième orteil et le collatéral externe du quatrième.

La branche terminale externe du musculo-cutané peut se bifurquer en donnant une *branche externe*, qui fournit le collatéral interne du cinquième orteil et le collatéral externe du quatrième et une *branche interne* qui fournit le collatéral interne du quatrième orteil et le collatéral externe du troisième (voir la préparation ci-contre).

Souvent aussi la branche terminale externe du mus-

Saphène externe
Branche terminale ext: du musculo cutané.
Rameaux pour les téguments de la partie ext. de la jambe.
Branche terminale int. du musc: cutane.
Rameaux Calcanéens
F. BAUDOUIN.
Collatéral dorsal ext: du petit orteil.

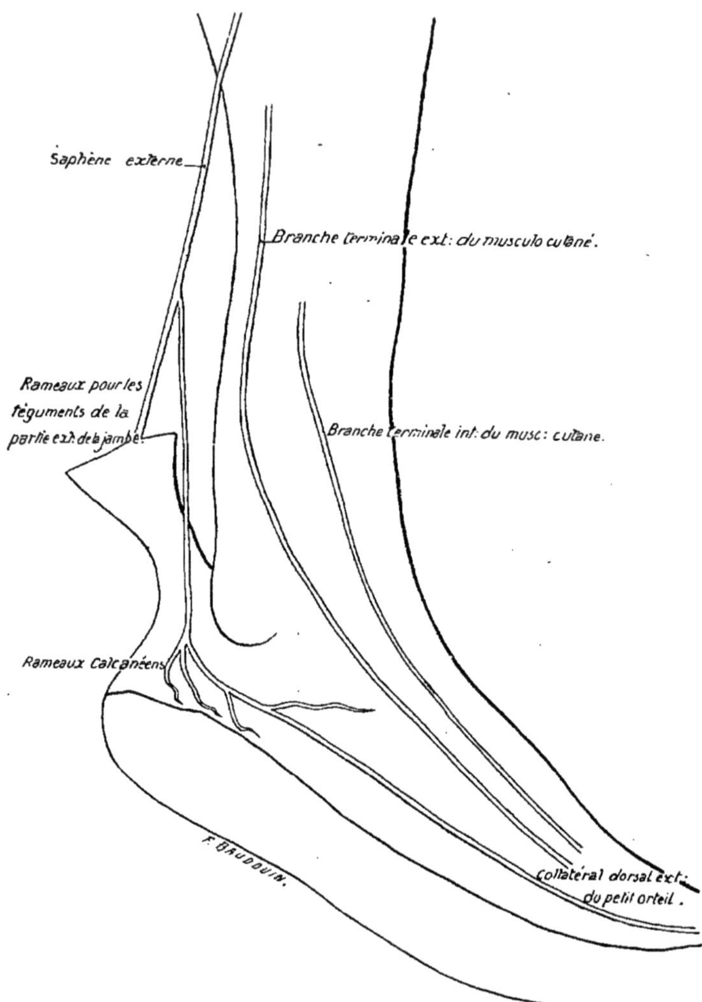

Schéma 15.

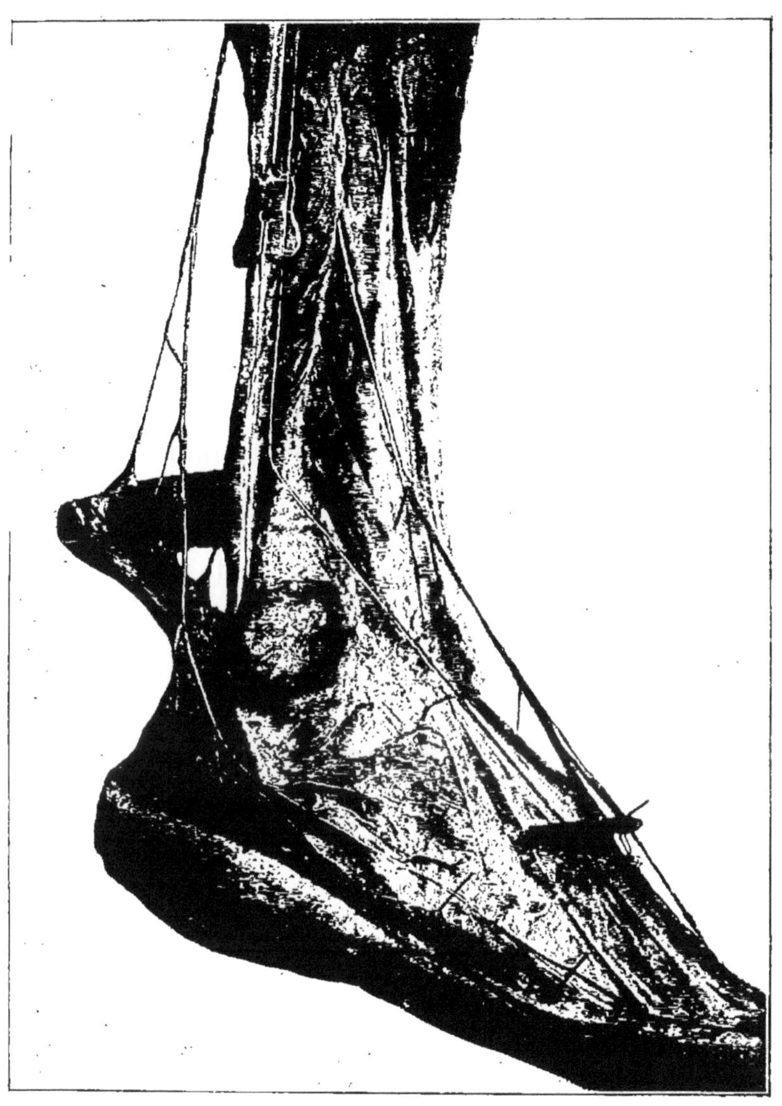

FIG. 15. — Nerf saphène externe : sa contribution à l'innervation de la face dorsale du pied.

culo-cutané ne se bifurque pas et fournit seulement le collatéral interne du troisième orteil et le collatéral externe du deuxième.

La *branche terminale interne du musculo-cutané* se divise en trois rameaux, *externe*, *moyen* et *interne.*

Le *rameau externe* fournit le collatéral interne du troisième orteil et le collatéral externe du deuxième.

Le *rameau moyen* fournit le collatéral interne du deuxième et le collatéral externe du premier.

Parfois, et c'est le cas dans notre préparation, ce rameau moyen est réduit à une simple anastomose plus ou moins grêle qui vient se jeter dans la branche terminale interne du tibial antérieur, et c'est ce dernier nerf qui par sa bifurcation fournit le collatéral interne du deuxième orteil et le collatéral externe du premier.

Enfin, le *rameau interne* du musculo-cutané fournit le collatéral interne du premier orteil.

Dissection.

Position du sujet. — Le cadavre étant couché sur le dos, placer la cuisse en flexion en la maintenant par des billots ; la jambe sera également en flexion, la plante du pied étant posée à plat sur une planche de bois placée sur la table d'amphithéâtre et sur laquelle on fixera les orteils par des clous.

Première incision verticale, passant par la partie médiane et antérieure de la jambe et aboutissant en bas à l'espace compris entre la naissance du 2e et du 3e orteil.

Deuxième incision transversale, passant à 10 centimètres au-dessus des malléoles.

Troisième incision transversale, passant par la ligne d'insertion des orteils.

*
* *

Disséquez avec soin les lambeaux cutanés, car les divisions nerveuses que vous voulez étudier sont sus-aponévrotiques.

Recherchez d'abord en haut la branche interne du musculo-cutané, toujours plus volumineuse, puis la branche externe, et vous les suivrez de haut en bas.

Généralement la division du musculo-cutané en deux branches terminales se fait dans son trajet sus-aponévrotique, après qu'il a perforé d'arrière en avant l'aponévrose à la partie inférieure de la jambe.

Dans la préparation ci-contre la division du nerf a été très prématurée et s'est effectuée dans l'épaisseur même du long péronier latéral.

Il est à remarquer que, chez ce sujet qui nous a déjà fourni la préparation du nerf sciatique (voir plus haut), tous les nerfs semblent avoir tendance à se diviser prématurément.

Nous retrouvons encore cette division prématurée au niveau de la branche terminale interne du tibial antérieur.

Branche Interne du Musculo-Cutané
Branche ext: du Musculo-Cutané
Son Rameau interne
Anastomose du Rameau externe avec le tibial anterieur
Son Rameau externe
Son Rameau moyen s'anastomosant avec le tibial anterieur.
Saphène ext: fournissant seulement le collatéral ext: du 5me Orteil.
le rameau int: du tibial ant: bifurqué très haut donne le Collatéral ext: du gros orteil et le Collal interne du 2me
F. BAUDOUIN

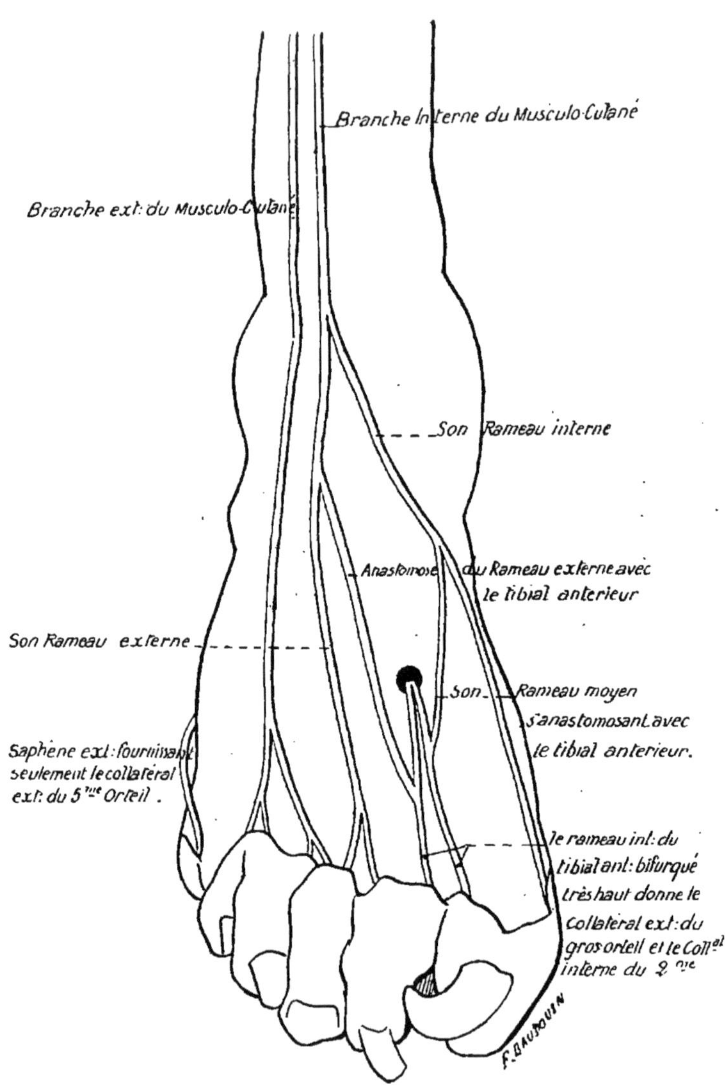

Schéma 16

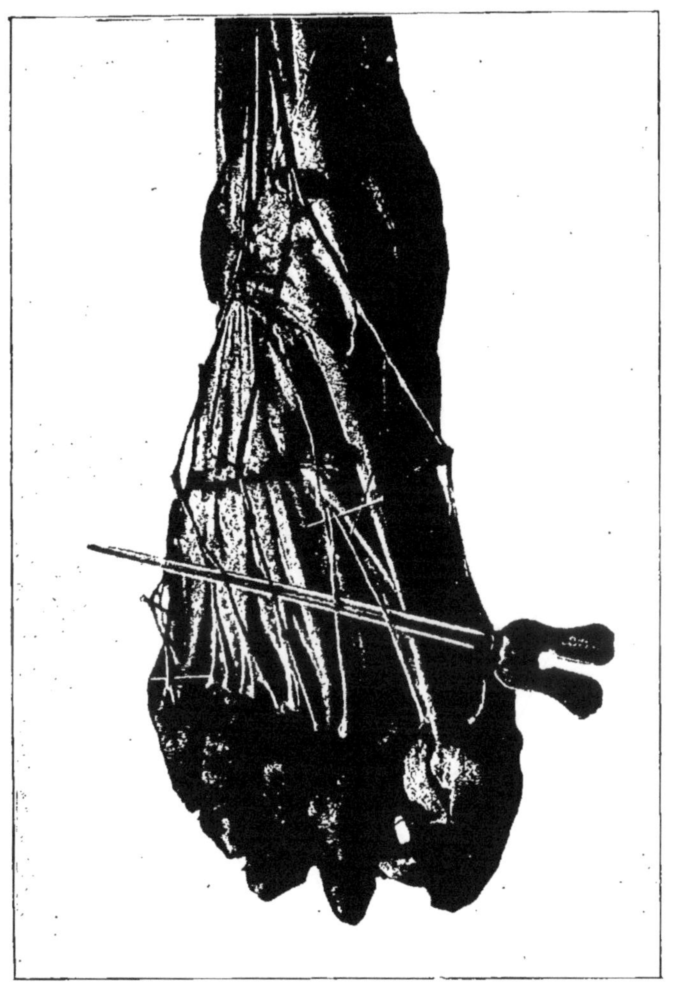

Fig. 16. — Nerf de la face dorsale du pied.

Peroné
Malleolaire ext.
Tibiale antérieure
Pédieuse (l'artère prend ce nouveau nom aussitôt après son passage sous le ligament annulaire).
Dorsale du tarse
Rameau pour le côté interne du tarse.
Dorsale du Métatarse
A la partie supérieure du Premier espace interosseux la pédieuse perfore de haut en bas les parties molles, abandonne une interosseuse généralt plus volumineuse que les autres, et s'anastomose à la région plantaire avec l'art: plantaire externe.
Artères interosseuses dorsales
F. BAUDOUIN

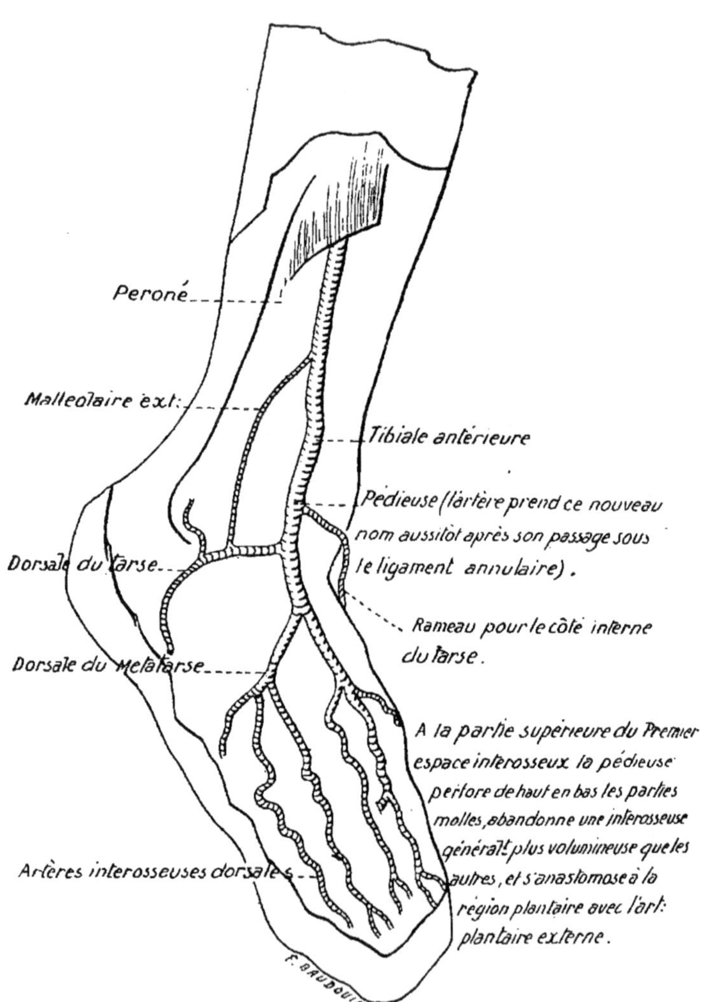

Schéma 17.

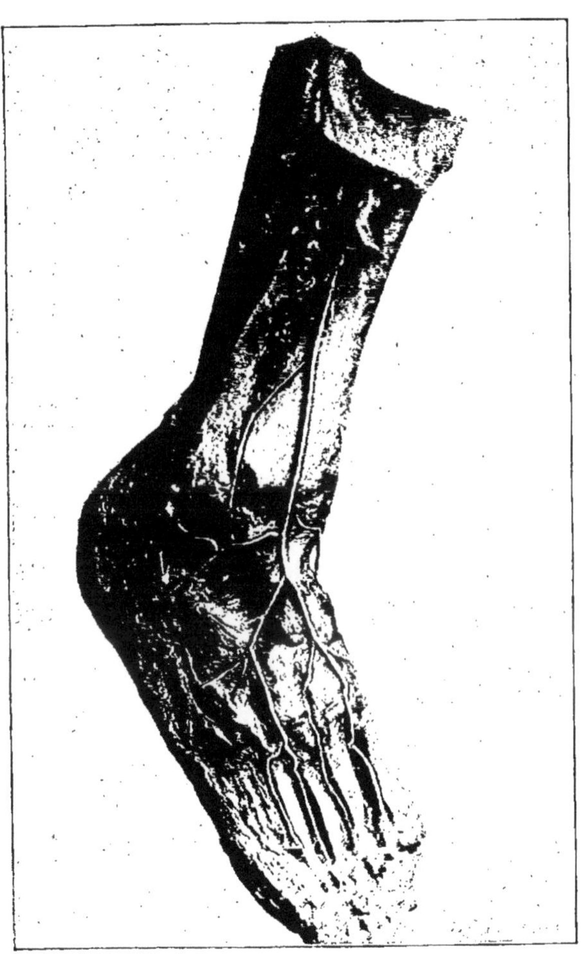

Fig. 17. — Artère dorsale du pied ou pédieuse.

Dissection.

Position du sujet et incisions. — (Voir plus haut, nerfs de la face dorsale du pied.)

*
* *

Recherchez la pédieuse sous l'aponévrose dorsale et sur l'aponévrose du pédieux au-dessous du ligament annulaire; suivez le tronc de haut en bas, vous rencontrerez d'abord la dorsale du tarse, que vous suivrez, en disséquant avec soin son anastomose avec la malléolaire externe.

En continuant à disséquer le tronc pédieux, vous arriverez à la dorsale du métatarse, que vous trouverez souvent double comme dans la préparation ci-contre. Vous rechercherez son anastomose avec les rameaux issus de la dorsale du tarse.

Quant aux interosseuses, souvent très grêles, vous rechercherez avec soin les anastomoses qu'elles envoient aux interosseuses plantaires, à la partie postérieure et antérieure de chaque espace.

Vous noterez les rapports de la pédieuse avec ses deux veines, avec la branche terminale interne du nerf tibial antérieur et avec le tendon de l'extenseur propre du gros orteil situé sur sa partie interne. En dehors, l'artère longe le muscle pédieux qui la recouvre inférieurement.

ONZIÈME LEÇON

NERFS DE LA FACE PLANTAIRE

Le tibial postérieur, en arrivant à la plante du pied, se divise en deux branches terminales : le nerf plantaire interne et le nerf plantaire externe.

On a comparé très justement l'innervation de la plante du pied à celle de la face palmaire de la main : le plantaire interne représentant le médian, et le plantaire externe le cubital.

RÉSUMÉ

Le nerf plantaire interne émet :

Branches collatérales :

Rameaux cutanés ;

Rameaux musculaires pour le court abducteur du gros orteil ;

— — court fléchisseur du gros orteil ;

— — court fléchisseur commun des orteils ;

— — accessoire du fléchisseur commun ;

Nerf plantaire interne
Collatéral plantaire du gros Orteil
Collatéral externe du g. Orteil
Collatéral plant. int. du 2e orteil
Nerf plantaire externe.
Rameaux pour les muscles abducteur et court fléchisseur du petit orteil.
F. Baudoux
Anastomose entre le plantaire intᵉ & le plantaire ext.
Branches du plantaire ext. fournissant les 4 derniers collatéraux des Orteils.

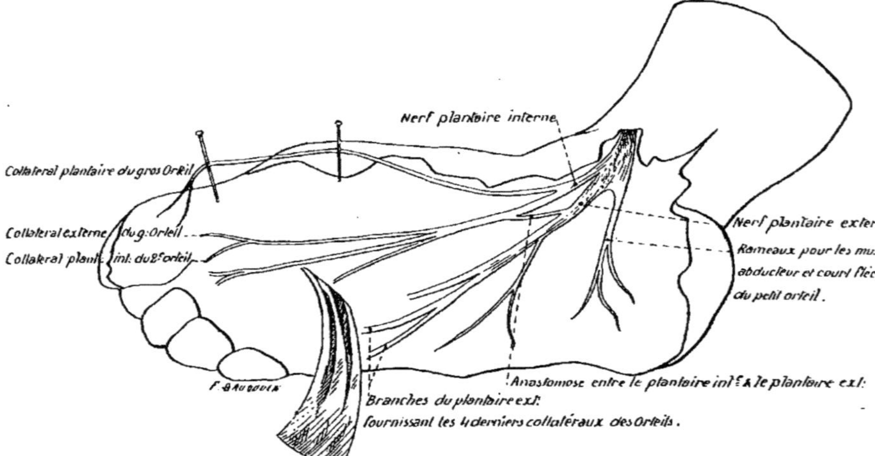

Schéma 18.

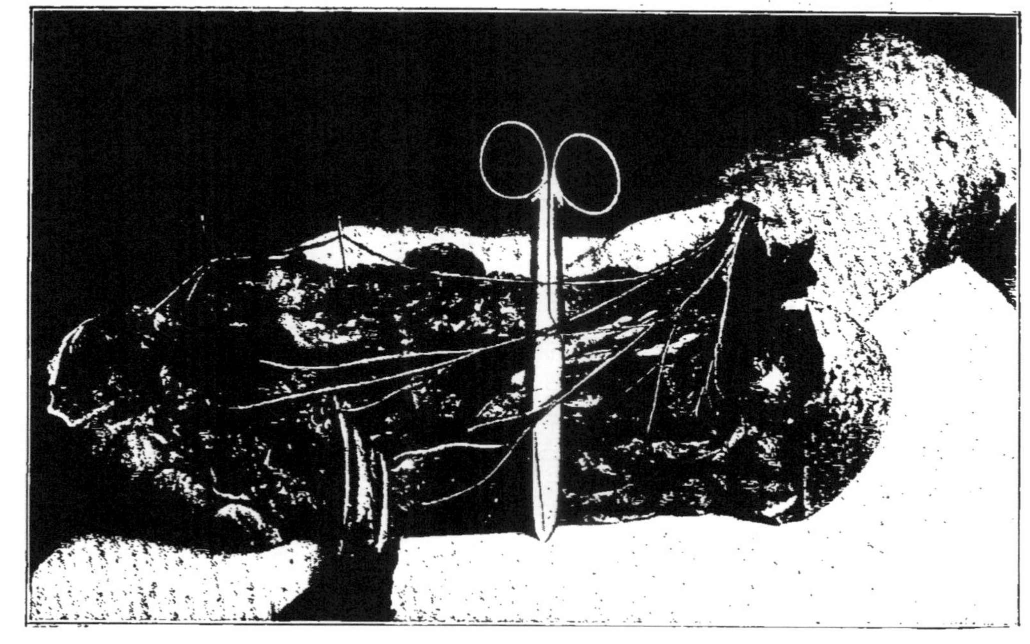

FIG. 18, — Nerfs de la face plantaire,

Branches articulaires.

Deux branches terminales, interne et externe.

Branche terminale interne forme le collatéral interne du gros orteil.

Branche terminale externe se divise en trois branches :

1° Nerf interosseux plantaire du 1er espace, qui donne le collatéral externe du gros orteil et le collatéral interne du 2e orteil ;

2° Nerf interosseux plantaire du 2e espace, qui donne le collatéral externe du 2e orteil et le collatéral interne du 3e orteil ;

3° Nerf interosseux plantaire du 3e espace, qui donne le collatéral externe du 3e orteil et le collatéral interne du 4e orteil.

Le nerf plantaire externe fournit :

Branches collatérales :

Nerf de l'abducteur du petit orteil ;
Nerf du court fléchisseur du petit orteil.

Deux branches terminales, superficielle et profonde :

1° Branche terminale superficielle, qui fournit :

Des filets pour l'opposant du petit orteil ;
Un filet anastomotique pour le plantaire interne ;
Le nerf interosseux plantaire du 4e espace, qui donne le collatéral externe du 4e orteil, le collatéral interne du 5e orteil et le collatéral externe du 5e orteil.

2° Branche terminale profonde, qui fournit :

Rameaux pour le tarse et le métatarse ;
Rameaux pour les 3e et 4e lombricaux ;
Rameaux pour les interosseux ;
Nerf de l'abducteur oblique ;
Nerf de l'abducteur transverse.

Dissection.

Position du sujet. — Amputer la jambe au tiers inférieur et placer la pièce dans l'étau, la face plantaire regardant en haut.

Première incision longitudinale, passant par la partie moyenne du talon et se terminant à la naissance du 3e orteil.

Deuxième incision demi-circulaire, passant par la partie la plus reculée de la face plantaire et suivant son contour.

Troisième incision transversale, passant par la base des orteils.

*
* *

Vous irez chercher le tronc du plantaire interne dans la gouttière retro-calcanéenne, en arrière des vaisseaux tibiaux postérieurs ; vous suivrez le nerf jusqu'à l'adducteur du pouce ; à ce niveau, vous le verrez devenir horizontal et se diriger obliquement de dedans en dehors.

Vous le verrez passer sous les tendons fléchisseurs et vous noterez ses rapports avec le court fléchisseur du gros orteil en dedans et le court fléchisseur plantaire en dehors.

L'artère plantaire interne est plus superficielle que le nerf.

Pour le nerf plantaire externe, vous commencerez à le disséquer au niveau de la gouttière calcanéenne, vous le suivrez sous l'abducteur du gros orteil. A la région externe du pied, vous noterez ses rapports avec les vaisseaux plantaires externes, qui, d'abord situés en dedans, passent au-dessus de lui pour occuper son côté externe. Vous rechercherez l'anastomose qu'il envoie au plantaire interne.

Au niveau de la région tarso-métatarsienne, vous verrez les vaisseaux s'enfoncer profondément et le nerf continuer son chemin relativement superficiel jusqu'au 4e espace intermétatarsien.

Vous disséquerez à ce niveau ses deux branches terminales et noterez les rapports avec le court fléchisseur plantaire et l'accessoire du long fléchisseur en dedans et le court fléchisseur du petit orteil en dehors.

DOUZIÈME LEÇON

ARTÈRES DE LA FACE PLANTAIRE

L'irrigation sanguine de la face plantaire est réalisée par les deux branches terminales de la tibiale postérieure, l'artère plantaire interne et l'artère plantaire externe.

RÉSUMÉ

L'artère plantaire interne donne :

Branches collatérales :

Rameaux pour l'abducteur du gros orteil ;
— le court fléchisseur ;
— les téguments ;
— articulaires.

Une branche terminale, la collatérale interne du gros orteil.

L'artère plantaire externe donne, dans sa portion oblique :

Rameaux pour le court fléchisseur plantaire ;
— l'abducteur du petit orteil ;
— les téguments ;

Collaterale int: du gros orteil
Artère plantaire interne
Tibiale postérieure.
Artaire plantaire externe.
Artères interosseuses
Fournissant les collaterales des Orteils.
Collaterale externe du petit orteil.
F. BAUDOIN

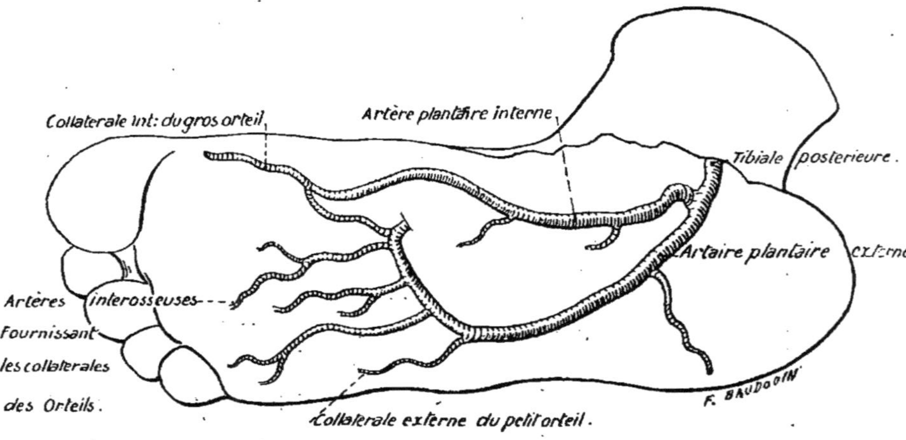

Schéma 19.

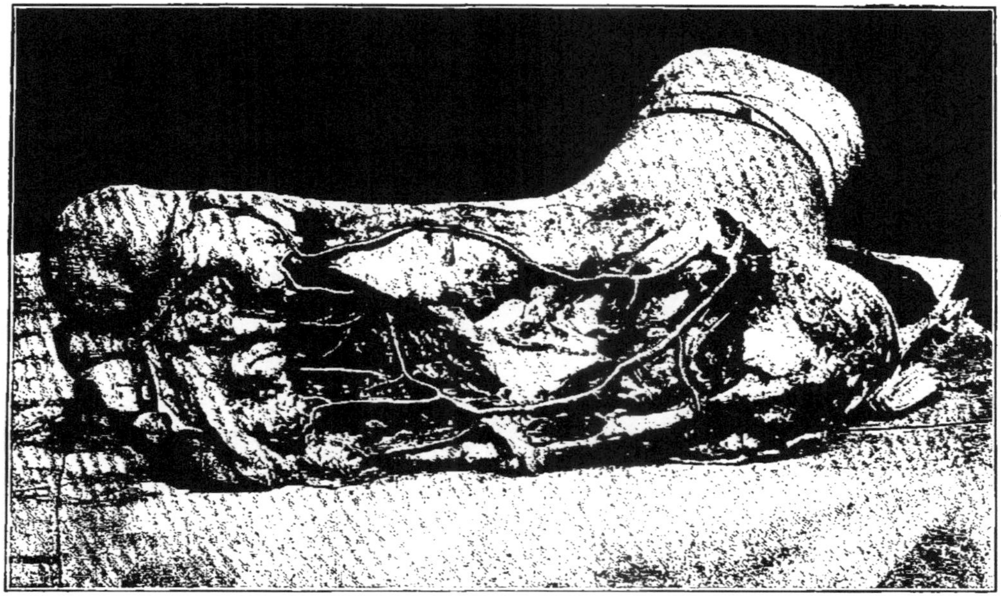

Fig. 19. — Artères de la face plantaire.

Des rameaux pour l'accessoire du long fléchisseur ;

— pour le tarse.

Dans sa portion transversale, elle donne :

Par sa concavité :

Des rameaux pour le tarse.

Par sa convexité :

La collatérale externe du petit orteil ;

Quatre interosseuses plantaires.

Chacune de ces interosseuses communique avec l'interosseuse dorsale correspondante par une artère perforante antérieure, représentant la terminaison des interosseuses dorsales.

Par sa face supérieure :

Trois perforantes postérieures, qui se jettent dans les interosseuses dorsales près de leur origine.

Dissection.

Position du sujet et incisions comme pour les nerfs plantaires.

* * *

Vous chercherez le tronc de la plantaire interne sous l'abducteur du gros orteil.

Cette artère peut se jeter directement dans l'arcade plantaire.

Vous trouverez la plantaire externe, plus volumineuse, entre la face profonde de l'abducteur du gros orteil et le chef interne de l'accessoire du long fléchisseur; puis, allant de dedans en dehors, elle chemine eutre le court fléchisseur plantaire et la chair carrée.

A sa partie la plus externe, vous la trouverez très superficielle, recouverte seulement par l'aponévrose plantaire moyenne.

Suivant dorénavant l'artère qui s'enfonce sous l'adducteur oblique, vous lui verrez prendre une direction transversale et vous éviterez de couper les branches interosseuses qu'elle envoie dans les espaces correspondants.

Vous noterez les rapports de l'artère avec le nerf plantaire externe, celui-ci accompagnant le vaisseau sur son côté interne; au point où il se bifurque, la branche superficielle s'éloigne de plus en plus de l'artère, alors que sa branche profonde l'accompagne jusqu'à sa terminaison, disposition semblable à celle que vous avez observée pour la branche profonde du cubital et l'arcade palmaire profonde.

TABLE DES MATIÈRES

19-11-04. — Tours. imp. E. Arrault et Cie.

www.ingramcontent.com/pod-product-compliance
Ingram Content Group UK Ltd.
Pitfield, Milton Keynes, MK11 3LW, UK
UKHW020326250726
13967UKWH00004B/1883

9 782012 961814